登校拒否と心身医療

東邦大学名誉教授
監修：筒井　末春

編集

武蔵野赤十字病院小児科部長
武居　正郎

株式会社 新興医学出版社

監　修

筒井　末春（東邦大学名誉教授）

編　集

武居　正郎（武蔵野赤十字病院小児科部長）

著　者

武居　正郎
（武蔵野赤十字病院小児科部長）

松本　辰美
（東海大学医学部精神科）

杉浦ひろみ
（公立小学校教諭）

今泉　岳雄
（武蔵野赤十字病院心療内科部心の相談室）

序　文

平成11年8月13日付の朝日新聞は「不登校最多の128,000人」と報じている．これは文部省の学校基本調査についての発表の報道である．平成9年度までは「学校嫌い」という項目名で調査したが，平成10年度は「不登校」という名称に改めたことにより，現場が抵抗なくカウントできるようになった要素もあるのでは，とも報じているが，学校に行けない，または行かない子どもが増えていることは事実である．調査としては30日以上欠席した子どもを不登校として数えているが，これは中学生では約50人に1人の割合に相当し，40人1クラスからすると，ほぼ各クラスに1人居る計算となる．

この本は，不登校を小児科医の立場から，小児精神科医の立場から，教師の立場から，臨床心理士の立場から，と具体的症例を含めて書いた．

平成12年2月

武居（たけすえ）　正郎（まさお）

表 1　不登校の児童・生徒数

（文部省発表）

	平成 10 年度	平成 9 年度比
小学校	26,014 人	5,249 人増（+25.3%）
中学校	101,680 人	16,972 人増（+20.1%）
合計	127,694 人	22,221 人増（+21.1%）

表 2　平成 10 年度不登校の原因

（文部省発表）

情緒的混乱	26.5%
複合	22.7%
無気力	21.5%
遊びや非行	10.8%
その他	18.5%

	平成 10 年度	平成 9 年度比
小学生児童数	約 7,500,000 人	（約 163,000 人減）
中学生生徒数	約 4,244,000 人	（約 137,000 人減）

目　次

1. 小児科医として

A. 不登校児に小児科医は どのようにして遭遇しているか

不登校の子どもが身体的症状を訴えて小児科を受診することは少なくない．訴えとしては，頭痛，腹痛，下痢，食欲不振，嘔気，嘔吐，発熱，疲れやすいなどがある．小児科医としてはこれらの症状や訴えに対し理学的所見が乏しい場合，また検査結果に異常がない場合は，再度問診を詳しく聴くことも大切なことである．内容としては，家族関係，子どもの学校での様子や，友達とどのように遊んでいるかなどの日常生活を詳しく聴くと同時に，具体的基礎データーとして本人の通学している学校と学年，父親・母親の年齢，職業，兄弟の通学している学校と学年，他の同居人の年齢，職業，本人との関係を聴く．このような事を聴くことをきっかけに色々なことを話してくれる場合もあるが，かえって反発を招く時もある．

理学的所見に問題なく，また検査上でも問題がない場合に，問題がないと突き放すだけでなく，心理的に問題があるのではないかと考えることがポイントである．両親が心理的な問題であると認識したならば心理相談ができる医療施設を紹介するなり，教育相談所を紹介することが大切である．また，送ったから小児科の任務が終わったのではなく，1～2ヵ月ごとに小児科医の受診をしてもらうことが大切である．その理由は症状が激しくなる場合もあるし，また両親も不安が増している場合も多く，人によっては転々と医療機関を渡り歩いている場合もあるからである．

表1　登校拒否児の症状

発熱（微熱が多い）
頭痛，腹痛，胸痛，腰痛，関節痛など
嘔気，嘔吐，下痢，食欲不振
全身倦怠感，目まい，しびれ，肩こり，
咳，喘息発作，息切れ，動悸，
歩行障害，
頻尿，遺尿，夜尿

両親によっては，子どもがさまざまな訴えを出して心の問題のサインを出しているのに，それをしっかりと受け止めていない場合が多い．不登校の子ども達の家庭ではこのようなサインを出しているのに受け止めていない家庭が多い．このような両親に対しては1～2週間子どもだけを入院させ，子どもの行動や訴えが変化することもあるので，これを観察することが必要な場合もある．

当院での具体的症例をここに示す．

B．症例提示

症例1：A君

平成3年1月中旬より腹痛，下痢，嘔気，嘔吐が始まり，近医で血液検査をしたが異常なく，内服薬で治療しても症状が改善しないため，また心因反応によるものかもしれない，とのことにて2月中旬に当科を紹介され来院した．なお，症状が多くあるため通学も出来ていなかった．この時は小学校5年生であった．

訴えが激しい割りには診察上の理学的所見に乏しく，また，この数日経口的に食物を摂取できていないとのこともあり入院にて治療することにした．

家族関係では父は37歳でアルコール依存症であり，1年前より別居中．母は37歳でオルガン教室の教師であるが，現在，肝機能障害があり仕事はしていない．姉は13歳で中学1年生であるが，しばしば幻聴があるとのことにて精神科に通院中であるが学校には通っている．家庭的には経済的に医療助成を受けている．

入院後，便培養，上部消化管造影検査，上部消化管の内視鏡検査を行ったがはっきりとした所見は無かった．点滴輸液のみの治療で消化器症状は消失し，5日間で点滴輸液を中止した．入院時より“ふらつき”を訴えていたが，日増しに強くなり歩行もできなくなり車椅子または手摺につかまって歩くという生活となった．眼科，耳鼻科，整形外科を受診したが，いずれの科も診察上は異常なしとの結論であった．またコンピューター断層撮影（CT）や脳波上も異常が認められなかった．夜間に，人が見ていないと思うと素速く走ってトイレに行っていることが目撃されており，心因反応による消化器症状および歩行障害と診断した．入院2週間経った時点で母親に入院中の経過および診断を話した．また1月中旬よりいろいろの訴えのため学校に通えていないことも考慮すると，しばらく入院を継続し，当院内に在る院内学級への通級と，院内に在る心理相談室への相談を勧めた．

A君も抵抗なく入院の継続を納得し，院内学級に通級を開始した頃より訴えも減り，歩行障害も消失した．母子別々に臨床心理士による心理相談を受け始めた．

院内では医師，看護婦，臨床心理士，院内学級の先生が定期的に集まり，その児のさまざまな情報の交換と治療チームとしての治療方針を話し合うことを行った．

A君はもともと行っていた学校に対し「このような病気になったのは学校でいじめられたためだ」と訴え，学校に謝罪を母が求めているとの話が院内学級の先生から出されたり，心理の先生からも「この病気になったのはいじめのためだと母も子も言っている」との話も出た．また，もともと行っていた学校の担任からの話もされ「以前は強い者の陰で他の子をいじめていたので，今いじめられているのは，その反動でもある」との情報であった．

入院2ヵ月過ぎた頃より，身体症状も消失したことだし，退院し，外来で経過をみてはどうだろうかとの話を出したところ，腹痛，下痢の消化器症状が再び訴え始め退院したがらない傾向となった．入院3ヵ月の時点で，退院は5月

31日と決めた．

心理相談に関しては当院臨床心理士との相談の継続，学校の問題に関しては市の教育相談所と相談すること，様々な身体的な訴えに対しては小児科でフォローすることとした．それぞれの部署で退院に向けて準備をし，退院した．

退院後も消化器症状は出現していたが，それに対しては対症療法を小児科で行った．退院半年後の11月末から俳優養成の劇団に毎週土曜日に通い始めた．この頃より訴えは徐々に少なくなった．小学校6年生の2月に希望の私立中学校の受験に失敗し，公立中学校に行くこととなった．一時，不定愁訴が多くなり学校も欠席が多くなった．中学校2年生からは，市の不登校児を対象とした学級に転校した．色々な訴えはしばしば起こったが，無事中学校を卒業し，俳優養成の専門学校に通い，時々はテレビに出演することにもなった．時々は身体的訴えはあるが近医に通っている．

症例2：B君

平成10年3月末に14歳のときに初診で来院した．3歳より気管支喘息があり近医で通院治療を続けていた．平成9年5月に全身倦怠感を訴え近医を受診したところ，肝機能障害を指摘され，肝庇護剤の静脈注射を毎日行うことおよび自宅での安静を要求され学校を休んでいた．平成9年7月に近医より肝疾患の専門病院を紹介された．結論はアルカリフォスファターゼ（A1P）のみの上昇で，GOTやGPTは正常であり，この肝機能障害は肝疾患によるものではなく，成長期の骨代謝の亢進によるものであり，安静は必要でないとのことであった．しかし，これをきっかけとして学校は休みがちとなり，2学期は合計20日，3学期は合計10日しか学校に行かず，平成10年3月末に当科に紹介された．肝機能検査に関してはA1Pのみ高値であり，GOT，GPTは正常であり，成長期の骨代謝亢進のためであると，前の病院と同じ見解であり，全身倦怠感は不登校によるものと考えた．日常生活のトレーニングと心理相談を受けることを目的に入院をすることを薦めたが，両親は納得したが，本人は納得しなかった．しかし，通院は毎週1回の割合で続いていた．5月末に本人から入院し，院内学級に通いたいとの意志があり，6月1日より1学期終了まで入院，通級する約束で入院した．

いとすぎ学級での思い出

三年　B.

僕は、六月一日から入院して一ヵ月になりました。いとすぎに行って見て最初のいんしょうは、学校じゃないみたいと生徒が少ないのと、大きい人がいることでした。いとすぎはけっこう楽しそうなところだなと思いました。一番最初に友達になったのは、T君でした。同じへやのとなりにいて初めはあまり話さなかったけどだんだん仲よくなりました。いとすぎで楽しかったことは、初めてやった卓球や休み時間中のウノやみやくいちです。卓球を初めてやってそれなりに、ほめられたのがうれしかったです。

勉強のほうは、先生がわかりやすく、しっかり教えてくれるのでよくわかりました。一番にがてだった、英語、国語も少しづつわかるようになってきました。それはS先生のおかげだと思っています。K先生、Y先生、Z先生にも勉強をわかりやすく教えてもらってよくわかるようになりました。

じゃがいもはりもやって服がよごれたけれどとてもたのしかったです。一番最初にはらしてもらって、大きいのが二つとれました。そのあとは小さいいもをなんこかほってあとは、虫や植物と遊んでいました。

そんないとすぎともうすぐおわかれ、それはなぜかというともうすぐ退院だからです。入院生活もいとすぎでの生活もとても楽しかったです。楽しい思い出をありがとうございました。

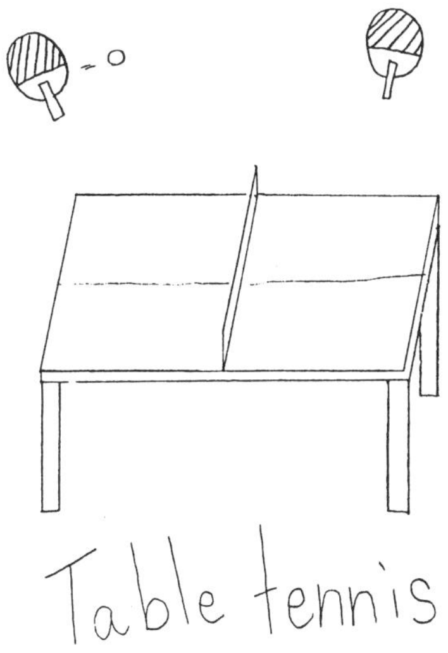

入院直後は5人部屋であったがカーテンを閉め切り，一人でテレビを見る時間が多かった．また診察時の応答も鈍く，曖昧な笑顔を浮かべることが多かったが，院内学級に通級し，規則正しい生活を行うようになり，入院10日目頃よりカーテンを開け，同室の子どもと遊ぶことも始まった．この頃より身体的な倦怠感も少なくなってきた．夏休みになり退院した．退院前にB君が書いた院内学級での文章を掲載する．

B君は幼稚園の頃より登園，登校を嫌い，小学校3年生まで母親と一緒に学校に行き，授業中も母は同じ教室の後に座っていたとのことであった．4年生からは3歳下の弟と一緒に学校に行き一人で授業を受けることができるようになったが，時々は欠席をしていた．

今までに心理相談，教育相談を受けることも無く，また，今回は肝機能障害を指摘され，医者から安静を要求されたために不登校が助長されたものと考えられる．

退院後も登校は約半分ではあるが，登校できていた．欠席しているならば2週間に1度の割合で通院をするようにとの私の要求に対しては，母と一緒に通院した．アレルギー性鼻炎による軽度の鼻閉，軽度の喘息に対しては抗アレルギー剤の投与，耳鼻科受診をしていた．平成11年4月より工業高校に進学し，月に1〜2回の割合で休むが通学している．

症例3：C君

平成2年10月末より腹痛が始まり，腹痛のために通学できないとのことにて11月初めに来院した．中学校2年生であった．理学的所見では上腹部に圧痛を認めるが，訴える程の所見ではなかった．血液一般，血液生化学検査でも異常を認めない．約1ヵ月間，数日ごとに通院していたが，訴えの改善がなく，かえって増強しているので12月3日に入院して様子をみることにした．

入院後は外来での治療としていた胃粘膜保護薬の継続をしただけであるが腹痛は軽減した．天候に大変興味を持ち，気象庁の予報をラジオで聞き天気図を書くことをしていた．主治医や看護婦をつかまえては「今日の天気は午後から曇るよ」とか「今日は1日中晴れ」とかの話をしきりにしていた．入院中に友人の面会も全く無かった．院内学級に通うことを勧めたが，なかなか同意しなかったが，12 月 17 日より通級し，そこで卓球をしたりゲームをしたり，また授業も受けるようになった．その間に母親とC君は心理相談を受けていた．12 月 28 日に年末でもあるし，腹痛は心因反応であることも両親が納得し，外来通院および外来での心理相談を受けることにて退院した．

家族関係は，薬品会社の研究所に勤務する父と，主婦の母とC君の 3 名である．母は高校生のときに頭蓋内出血を起こし，血腫除去術を受けた．抗痙攣剤を服用中であるが家事はほとんど行っている．C君の家はC君の母の実家と同じ敷地内にあり，母の実家には祖父母が住んでいる．また同一敷地内には母の姉家族の家もある．C君は母が病気であることより，母方祖母に育てられることが多く，また祖母は母が病気ということもあり，何かとC君の家の世話をしている．祖父は厳しく，「学校の成績を良くするために英語は俺が教える」とC君を祖父宅に呼び教え始めた．その 2 ヵ月後より腹痛が始まったとの事である．

退院後も数日ごとに激しい腹痛，下痢を訴え外来を受診した．また時々学校に通うようになるが腹痛が激しく保健室で休んでいた．朝起きることができず昼まで家で寝ていることも多くなる．退院 20 日目頃に祖母が折り入って話があるとの事にて来院した．C君の両親には内緒とのことであった．その内容は，“C君の腹痛や不登校はストレス，ストレスと皆は言っているが，C君が勉強すればストレスは無くなると祖父が言っている．甘やかしていてはダメなんだと祖父は祖母に激しく言っている．またC君の父親を祖父宅に呼びつけ，「C君の病状の説明と今後の方針を」と問いつめているとのことであった．C君の父は祖父に「C君の事は気長く考え，今は好きなようにさせたいと考えている」と言っていたが，その事に祖父は納得いかず，ますますイライラが激しくなっているとのことで，また祖父のイライラに対しC君の母親も不安が増している”と切々と訴えていた．

さらに 5 日後に母親が私の外来診察の終了を待って話をしたいと外来の待ち合い室に座っていた．話を聞くと「心理の先生にC君の好きなようにさせること，学校に行くのも，家に居るのも」「今日は家で布団をかぶって寝ていた．何を聞いても答えない」「このような我が子を見ていると不安で，不安で」と泣きながら訴えていた．

それからも，数日ごとに，母親は私の外来が終るのを待っており，母の不安を盛んに訴えていた．

C君が退院して1ヵ月半後に父親と面談をした．父親としては，心の中では他の子ども達と一緒に学校に行ってくれればよいと思っている．しかし，現実の息子の様子を見ていると不登校状態を認めざるを得ない．父親も父の友人に相談し，不登校に関しての勉強もしたとのことである．父親の現在の結論としては「無理に学校に行かなくてもよい．幸いな事に，隔日ごとに家に来てくれている大学生の家庭教師と気が合っており，彼とは勉強をしているので，勉強に関しては彼にまかせようと思う．本人が大学に行きたければ大検を受けるなりをして大学に行けばよい」とのことであり，「母方祖父母に関しても父親の考えを何とか納得してくれた」とも話し，母親に関しても，「母親自身が少女時代から病気をしており，不安が強いが，これも祖父母が落ち着いてくれれば何とか治まるだろう」と話をしていた．また私に対しては「子ども一人での来院を希望しているので，よろしくお願いしたい」とのことであった．

それ以降，C君は週に1回の割合で来院し，色々と話をし，時に腹痛を訴えたり，時に頭痛を訴えたりしていた．学校へは気が向いた時に行っていた．

平成3年4月，中学校3年生となり，クラス替えもあり，担任も代わった．日常生活では朝に起きるリズムはできたが，学校へは週に1～2回行く程度であった．母親も父親の考えに納得し病院に押しかけて来なくなった．6月に京都・奈良への修学旅行には参加した．心理相談と私の外来には2週間ごとに来ていた．平成4年2月に高等学校の受験に対しても，一つは都立高校，もう一つは大検のための予備校を受験すると言っており，結果的には希望する都立高校に入れなかったが，大検のための予備校には入れたので，そこに通うことに決まったことを私のところに報告に来た．

大検のための予備校には休むこともなく毎日通っており，大検にも3年目に合格した．予備校に入った頃より，不定愁訴も少なくなり，夏休み，冬休み，春休みにのみ近況報告に来ていた．現在22歳だが浪人中で医学部を目標に大学受験を希望している．

症例4：D君

平成4年11月20日より嘔吐，腹痛があり，近医で投薬を受け一旦は良くなったが，12月1日より腹痛・嘔吐が激しくなり，近医で点滴輸液を受けたが，一時軽快はするが再び腹痛・嘔吐が激しく続くとのことにて近医の紹介で12月5日に来院した．D君はこの時は小学校3年生であった．診察しても理学的所見に乏しく，検査でも異常が無いとのことにて外来で治療をしようとのことにて健胃消化剤の処方で帰宅した．

12月7日再度受診，腹痛は少し軽減したが手が震えると訴えていた．

12月8日再受診，祖母と患児とで来院，腹痛が激しく，夜も眠れないとのこと，理学的所見は乏しいが家族が困っているようだし，本人も苦しそうに訴えているので入院にて経過をみようと話をしたところ，本人が「どうしてもいやだ!!」と言い，祖母は「困るから入院をして!!」と言い争っていた．結局帰宅した．

12月9日，11日，14日，24日と受診したが訴えは少なくなり治療は中断した．

平成6年5月12日（D君は小学校5年生）時間外の午後に受診，訴えは連休前から気管支喘息の発作があるとのことと，5月6日より頭痛・耳鳴・ふらつきが始まり，受診当日は朝から症状が激しく来院が午後になったと述べていた．症状が激しいため当日に耳鼻科にて平衡感覚テストを行ったが異常なく，また脳外科にてもCT検査を行ったが異常ないとのことで原因がはっきりしないため一旦帰宅し様子をみることとなった．その後16日，17日，18日に当院を受診した．訴えが激しいが，理学的所見に乏しいのでいずれも帰宅して様子をみることとしていた．21日には歩けないため車で来院したが，振戦やふらつきの症状が激しいため駐車場から外来までも車椅子でやっと来るという状態であった．神経学的に異常が無いが症状が激しいため原因検索のためにも入院をと言ったが，本人は大騒ぎをして入院を拒否し，帰宅となった．

5月23日再受診，21日帰宅時には振戦は止まったが，ふらつきは続いていたとのこと．また本日は本人も入院を希望しているとのことにて入院となった．入院後は動揺歩行，ふらつき，振戦も全く認められなかった．5月30日に基礎代謝検査を予定していたが，本人は「21日に入院のとき1週間の入院と言っていたので，28日には何が何でも退院するのだ」と言って退院した．しかし，この入院を機に両親も器質的疾患ではなく，心因反応としての振戦・動揺歩行を含めたふらつきであることに納得し，心理相談を受けることを了承してもらえた．

退院後に登校するとD君は嘔気・嘔吐・振戦が出現した．母親に，「これらの症状は学校に行きたくないという心因反応ではないか」と話をしたが，母は「これらの症状は気管支喘息の薬の副作用のためだ」とも言い，不登校の状態を納得していないようであった．

D君の担任と私との話し合いで，D君の学校の状況を話してもらった後に，様々な症状は学校に行きたくないという心因反応であることを話したところ，担任は納得してくださり，保健室登校などで対応しましょうとの話となった．

その後，母が車で学校まで送って行くが，3階にあるD君の教室までは苦しくて行けないと言う一方，休み時間には元気で遊ぶなどの症状に変わった．

母親は「振戦・ふらつき・嘔気は心因反応である」と納得してくれたが，「学校に行っても教室まで行けないのは喘息発作のためだ」と決めつけていた．このため心理相談に対しても，「私が行けと言ったからきている」という態度であった．

家族はサラリーマンの父親と，母はデパートで週4日出勤するパートであるが，以前から勤めていた勤務先であり，販売促進という仕事で，パートの割合には責任者という重責を負っている．兄弟は3歳上の兄と，2歳下の弟である．D君の家は母の実家の敷地内にあり，母の不在の時には祖父母が子ども達の世話をしている．

5年生の1学期は学校に行ったり，行かなかったり，行っても保健室登校であった．

夏休みは訴えがほとんど無く元気にしていた．

2学期は移動教室への参加，学芸会の司会，社会科見学には参加したが，登校はしても保健室登校が多かった．だが教室にも行けるようになった．

5年生の2月より母は忙しいとのことにて小児科外来や心理相談もこなくなった．症状的に困ると診察時間外に来院していた．

6年生では学校はほとんど行けず，3学期に少し行って卒業した．

平成8年4月より希望していた私立中学校に入学した．自宅と学校の中間の乗り換え駅に当院があるため，時々，喘息で苦しくなったとか，腹痛があるとかの訴えで救急外来を一人で受診している．理学的所見からするとそれほどの所見が無い．小児科外来の受診，心理相談の受診を救急受診した折に勧めるが受診しない．

平成9年2月（D君中学1年生）3学期になって腹痛のために学校に行けないと心理相談を受けに来院している．その後も都合が悪くなると心理相談を受けにくるが，少し改善するとこなくなるという状態が続いている．

症例5：E子

平成9年9月10日当科初診（中学1年生）．8月30日より頭痛，めまい，腹痛があり，近医を受診していたが改善しないことと，血清アミラーゼ値が高値であり，経口摂取もできなくなったとのことにて近医より紹介された．理学的所見としては，腹部に中等度の圧痛を認めることと，経口摂取ができていないことより入院にて輸液で様子をみたいと話をしたところ本人も入院を了解したので入院治療とした．

入院後2日間点滴輸液をした．2日目より少しずつだが経口摂取ができるようになったので点滴輸液を中止したが増悪することはなかった．腹部エコー検査，脳CT，脳波いずれも異常なく，また当院での血清アミラーゼを含めた血液生化学検査では異常が無かった．腹痛は軽度認めるが入院時に比較すれば著明に良いので9月19日に退院した．

退院後も症状は軽快しているが，学校に行けない状態が続いており，本人および母親も納得の上で心理相談を受けることになった．

家族としては会社員の父親，専業主婦の母親，高校1年生の兄との4人家族である．E子が小学校6年生の2学期の始めより父の転勤に伴って，E子が生まれてからずっと育っていた地方より転居してきている．

心理相談を受けながら，腹痛や頭痛などの身体的な訴えに対しては小児科でも診ていた．身体的な訴えは徐々に少なくなっている．またE子は「転居したくなかった」「父が単身赴任すれば良かった」「転校後，友達ができず，このためにしばらく学校に行けなかった」「兄も3年前に数ヵ月間学校に行けなかったこともあった」「同じクラスに学校にこれない同級生が２人（次のＦ子，Ｇ子）も居る」ことなども話をしてくれた．

学校に行けない状態は続いていたが，午前中は母に英語を教えてもらい，また夕食の調理などは母親と一緒にすることをしていた．現在行っている中学校に対して不満も多く，母親とＥ子とで話し合い市の教育委員会とも相談し，同じ市内の他の中学校に３学期から通学することとなった．

中学校１年生の３学期は転校先の中学校に通ったが，２年生の１学期は半分ぐらいしか学校に行けなかった．夏休みに一人で１ヵ月間アメリカにホームステイをした．その後は人生の目標を摑んだようであり表情が明るくなった．２年生の間は週３～４日，３年生になり週４～５日通学できており，現在高校受験を目指して勉強に打ち込んでいる．心理相談は当院の心理相談から市の教育相談所へと移っている．

症例６：Ｆ子

平成９年９月18日当科初診（中学校１年生，Ｅ子，Ｇ子と同級生）．咳が２週間続くが発熱は認めない，近医で治療を受けていたが良くならないために来院した．なお，咳のため学校には行けないとのことである．

診察した時には理学的には胸部に異常所見を認めない．また胸部レントゲン検査上異常を認めない．血液検査でも異常を認めない．マイコプラスマ肺炎や百日咳も考えて検査をしたが異常を認めなかった．１週間に１回の割合で外来通院したが症状が改善しないため10月２日に入院した．

家族は大工の父親，専業主婦の母親，長女は結婚し別所帯となっている．長兄，次女は会社員で同居，高校生の次兄と本人である．短気な父親と兄，また母と姉たちの間で家の中はけんかが絶えないと本人は訴えている．

入院後は咳も止まり，発熱も認められなかった．検査上ではアレルギーの反応であるIgEの上昇，特にハウスダスト，ダニ，杉の花粉に強く反応していた．入院後に症状が急に消失したことより，心因性の反応も考え心理相談の受診を薦めた．

母がこの夏休みに入院したため，学校のクラブ活動に参加できなかったため，何となく気まずい関係になっていること，また元来勉強が好きでないため２学期になって学校に行きにくくなってしまったと言っていた.

心理相談を続けることにて10月14日に退院した.

退院後も咳があるため鎮咳剤投与と，心理相談を月1回の割合で行うため通院をしていた．咳は平成9年12月には薬を飲まなくても出なくなり，その後も時々は咳をするが小児科受診はほとんどしなくて済んでいる．学校は入院し友達らに病気だったんだとの説明が着いたことよりその後は休まず通学している.

症例7：G子

平成9年11月18日当科初診（中学校1年生E子，F子と同級生)．11月10日に学校で気持ちが悪くなり倒れた．それ以降，下痢，嘔吐が続いているとのことにて父方祖母と一緒に来院した．理学的所見としては腹部に圧痛を認めるが，訴える程には強くない．その他に胸部や神経学的に異常は認めない．腹痛の原因検索と数日食事が摂れていないため点滴輸液をすることにて入院とした.

家族は父方祖母と看護助手をしている母とG子の3人である．父親は事業に失敗したため，手続き上離婚しており，借金取りに追われているため住所が転々としている．但し連絡は携帯電話にて取れるとのことである．姉は仕事の関係上別居している.

入院後は腹痛が激しいため経口摂取を中止し，点滴輸液のみで様子をみた．症状が軽くなったので少しずつ経口摂取を開始したが腹痛が激しくなり再び経口摂取を中止することを繰り返した．体重は入院1週間で3 kg減量となった.

その間にG子と会話が少しずつ出来るようになり，その時点での問題点が明らかになった．その結果は，やせることへの願望がある一方では空腹感もあり，間食をしては自己嫌悪となり，嘔気，腹痛があると判明した．そこで心理相談を受けることとなった.

さらに家族関係で父の事業の失敗で今まで住んでいた大きな家に居られなくなり転居しG子の持っていたピアノ，人形，机などすべてを失ったこと，母も働きに出なければならなくなったことで母親自身がイライラすることが多くなったことも判明した.

G子は自宅に帰りたくない，学校にも行きたくないとも言っていたが，院内学級に通級しながら心理相談も続けた．腹痛も消失し，食事も普通に食べることができるようになり退院後もしばらくは家から院内学級に通級することにて，2ヵ月半の入院を打ち切り1月31日に退院した．

退院後，中学1年の3学期中は自宅から院内学級に毎日通級した．中学2年生になり元来通学していた学校に戻ったが腹痛・頭痛の訴えが出現した．不登校児が通うフリースクールへ行きたいという希望も母親から経済的理由で拒否され，一方市の教育委員会の相談所に通うことも躊躇している．また，小児科受診も心理相談も，経済的理由と通ってもすぐに良くならないとの理由で徐々に足が遠のいている．休日には学校の友達と遊び，E子，F子らとの連絡は取っている．中学2年生2学期より市の不登校児対象の学級に通い，3年生1学期には元来の学校の修学旅行にも行き3年生2学期よりは元来の中学校に通っている．

C．小児科医として不登校児への対策

不登校児の原因として様々な事が言われている．冨田[1)]は子どもがもっている素因が核としてあり，それを取り巻く家庭環境，さらにその外側に学校などを含む社会環境がある．そこで何らかの切っ掛けの原因で発症すると述べている．

私の提示した症例は1例1例それぞれ違っているが，素因が大きく占めているもの，家庭環境が大きく占めているもの，症例5，6，7のように同じクラスで3人も発生しているのは学校の環境とも考えられる．

不登校の分類として梅垣[2)]は3つに分類している．

1）神経症タイプ（登校拒否）

登校することや登校刺激に対し著しい不安や緊張を示す．この結果として頭痛・腹痛・発熱・吐き気などの身体症状を示したり部屋への閉じこもり・

表２　精神葛藤からでる身体症状の特徴

- 身体的な診察・検査で異常が認められないか，異常があってもわずかで，訴えが出るほどではない．
- 訴えのわりに，患児の病感が乏しい時が多い．
- 訴えが増加したり，次々変わったりする．
- 子どもらしくない訴え（肩こり，全身倦怠感など）の時がある．
- 親の表現と子どもの表現はかなり違うことがある．
- 症状の消長が激しい（朝にあった症状が午後になくなるなど）．
- 日曜，祝日に訴えが出ない．
- １学期では５月の連休明け，６月の梅雨期，２学期に多い．
- 冬休み，夏休み前半には出現しない．春休みや夏休み後半に多い．
- 病歴が長く，転医も多い．

（梅垣　弘編：登校拒否119番，ヒューマンティワイ，1990）

ぐずり・反抗・暴力などの行動化をすることがある．

登校しないことに引け目や後ろめたさを感じやすい．このため家の中に引きこもり，外出（とくに授業時間帯）を避けることになる．

交友関係もほとんどみられなくなる．持続型の欠席が多い．学校や社会の規則に従順である．非行に走ることはまずない．

２）あそび・非行タイプ（怠学）

学校生活や勉強が嫌いで，学業以外のものに興味や関心を示しやすい．欠席に至る理由も「勉強がいやだ」「教師に反発して」など明確である．登校しないことに引け目や後ろめたさを全く感じない．学校を休んでいても，外に仲間を求めて群がる傾向を強く示す．その結果として，校則違反や反社会的な問題行動（集団非行）を引き起こすことがある．

３）無気力タイプ

「何となく」という気持ちで学校を休み始めることが多い．登校しないことに引け目や後ろめたさを感ずることはほとんどない．外出（ひとり歩き）

はできる．教師や家族に勇気づけられて登校することがある．しかし，長続きしない．交友関係は希薄である．仲間を求めて群がることもなく，非行化もみられない．

この無気力タイプは，登校拒否と怠学の中間帯に位置し，両方の移行的な特徴を合わせ持っている．

この分類からすると，小児科を受診するのは登校拒否と無気力タイプである．怠学はまず病院を受診することは無いので小児科が扱う不登校は片寄っている．

また登校拒否の程度としては小児科を受診するのは，また様々の訴えを持っており，何とかして欲しいという子どもの叫びがある段階である．小児科医としては，この段階で何とか手を差し伸べることにより，家での閉じこもりを防ぐことができると思われる．この意味から理学的に異常がなく，検査でも異常がない場合に，「病気ではありません」「気のせいです」などで処理せずに，親に心因反応があることを十分に説明し，心理相談の受診，または小児精神科の受診を薦めることが大切である．しかし，症例で示したように，なかなか子ども達の心の叫びを受け止めようとしない親も多く認められる．私達の施設のように，

(1)まず入院にて症状が改善することによって心因反応であることを親や本人に知らせることができる．

(2)院内に臨床心理士が居るので，問題のある子ども達を他施設へ紹介することなく，小児科医と臨床心理士がお互いに協力しながら診察できる．

(3)院内学級があることにより，小人数の生徒であるのできめ細かい，その子どもの勉強の進度に合った授業ができる．そして１～２ヵ月の入級の結果，子ども達が自信を持つことができる．また院内学級に子どもが通っている期間に親の心理カウンセリングを受けることができる．

これらの施設が有っても各部署がバラバラに指導しては効果が上がらない．お互いが連絡を取りながら，また一同に集まり，一人一人の子どもについて，各部署がどのように協力し合っていくかの意志を十分に統一しないと，効果が上がらない．

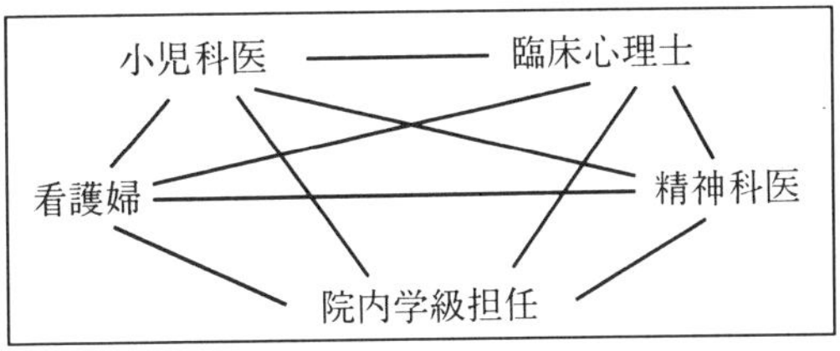

図1　入院の場合

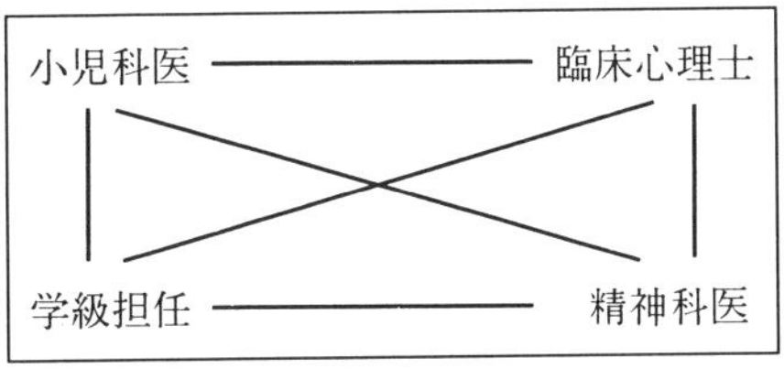

図2　外来の場合

症状が少し改善すると治療を中断してしまう例（症例4のD君のような例）もしばしばみられる．根気強く付き合うことも大切なことである．

文　　献

1）冨田和己：子どもたちのSOS－登校拒否・心身症－．法政出版，京都，1990
2）梅垣　弘：登校拒否の相談指導－親と教師のために－．篠原出版，東京，1996
3）井口敏之，斉藤久子：不登校の症候．小児内科 28，653-657，1996

（武居　正郎）

2．不登校の臨床
－小児精神医科として－

不登校に関する報告，論文は枚挙にいとまがない．不登校をいかなる側面から論じるかによってその内容が決定されるのであろう．不登校を論じる最終目標を明確化するべきであると考える．本稿では，臨床現場で実際にどのような治療が行われているのかを，できるだけ実際の症例に即して提示し，考察することとした．臨床現場での悪戦苦闘をそのまま提示しようという意図である．多分，不登校の臨床現場は，真摯に取り組めば常に悩みがまつわりつくため，小児科医，心療内科医，そして精神科医の不断の労苦が満ち溢れている．治療対象は，不登校児のみならず，必ずといっていい程家族病理が絡んでくる．どこまで介入していいのか迷うことも多く，これで本当に良かったのだろうか，と内省に疲れ切ってしまうこともある．ただ，眼前の不登校児とその家族に集中し，今どうしたらいいのかと散々思い巡らし，ようやく，こうするのがいいのではなかろうかと決断し，そして治療として終結させる，そんな繰り返しをしてきた．ちょっとした判断ミスが，不登校児の先行きを決めてしまうのではないかと，戦々恐々としながら治療に当たってきた．迷いは当然であるが，今どうするかの決定に猶予はない．今この時期にできる治療が必ずあるのだからと懸命に考えることによって，何らかの解決策が見えてくるのだと信じている．そんな思いの中での実践報告として捉えていただけたらと願っている．

A．症例提示

症例1：中学2年生，A男，男子．

〈初回面接；10月×日〉

「中学2年生の夏休み明けから子どもが登校できないでいる」と言う母親に連れられてA男が来院したのは10月の下旬であった．生育歴，既往歴に異常なく，小学校6年生の弟と大学卒の両親との4人暮らしとのことであった．父親は仕事一途のサラリーマンで，家庭のことはすべて母親任せとのことであった．母親の話ではこの1ヵ月半の間，何とか学校に行かそうと努力したのだが果たすことができず，外出もほとんどしていないという．「もともと成績優秀で，素直で優しく手のかからない子どもであっただけに現在の姿が信じられない．登校に必要なものを完璧に揃えて眠るのだが，朝になるとだるいとか頭が重いとか言って登校できない．最近では午前10時頃まで起きてこない．昼間はテレビやゲームで過ごしていて，それでも突然勉強したりしている．いじめがあるようにも思えない．実際，クラスの友人が日曜日に遊びに来ると，学校を休んでいるのが信じられないほど楽しそうに話している．近所の手前もあるし，相談できる人もいないし途方に暮れている」と涙を拭いながら一気に話す母親の横で，A男は無表情で座っていた．ひとしきり母親の訴えを聞いた後で，不登校には様々な原因があり，本人との面接を繰り返す必要があることを告げた後で母親には退室してもらい，A男の診断面接を行った．しかし，何を質問しても「別に」あるいは「分からない」の返答以外なく，会話の進展はみられなかった．不登校に関する質問には，登校できない理由は自分でも分からないと述べた．理学的所見に異常を認めず，起立性調節障害の診断基準も満たさなかった．異常体験や抑うつ気分なども明確に確認できなかった．「いくつかの検査をする必要があるし，2週間に1回程度でいいから通院して欲しいと思っているがどうだろうか」と言うと，A男はあっさりと肯いた．母親に再入室してもらい，身体的な訴えに対して血液検査，起立試験，脳波検査，頭部CT検査を，また，精神発達および情緒発達をみるために知能検査を含めた心理検査が必要であると話し，検査施行の承諾を得た．最後に，不登校の真の原因は1回の診察では分からないため通院が必要であること，また，通院は，学校に行っていないA男にとっては社会との繋がりを保つことになるためきわめて価値があることだと話し，諸検査の予約を取り，次回受診を2週間後とした．

［初回面接の考察］

不登校を主訴に来院するケースは，他の医療機関をすでに幾つか受診していることが多い．身体的には異常がないので気持ちの持ちようでまた学校に行けるでしょう，などと言われ，実際にどうしていいのか分からず途方にくれている親，特に母親が子どもを受診させることが多い．頭痛，腹痛といった不定愁訴が起床時にみられるが，日中は普段と何ら変わりのない我が子をみていると，何故学校に行くことができないのか皆目理解できず，また，不登校であることを容認し難く，どうしようもない状態に置かれてしまう．したがって，機関銃のように我が子について話す母親に出会ったときは，気の済むまで話をさせてあげる姿勢をとることにしている．話を聞き，母親の訴えを受容してから，ではどうしたらいいのかを具体的に提示していくことになる．本症例は，起床時にみられる不定愁訴が学校に行けない理由のように一見みえるのだが，実際は何らかの葛藤が内在していると思える．だが，年齢を考慮すると，起立性調節障害などの自律神経失調症，また他の器質性疾患，精神疾患を鑑別しなければならない．鑑別するには，必要最低限の検査を順次施行し，1回の面接で解答を得ようとせずに診断面接を繰り返す努力を怠らないことである．

不登校児は，自己の現状を把握できずに，何をどうすればいいのか分からないでいるため，とりあえず通う場を提供し，何をどうすればいいのかを掴み取る契機を示すのが不登校児に対する初回面接であると考える．登校できずに家にこもる生活しかできずにいることは，真面目に規律を遵守してきた子どもたちが多いだけに，自己嫌悪，後ろめたさに翻弄され，刹那主義に走って現実回避をはかろうとする姿勢を示しているように思える．しかし，回避しきれない現実に終日悩まされているため，通院という現実を通して社会に繋がることで悩みが軽減できるのでは，と考えている．

〈第２回　面接；11月×日〉

予約時間に遅れることなく母親とＡ男は来院した．器質検査結果に特に異常を認めず，精神発達も年齢相応であると告げると母親は一瞬落胆の表情を示した後，「どうにかなってしまったんでしょうか」と初回面接とは打って変わってしおらしく聞いてくる．この２週間の生活態度も変わっていないし，「近所の人や，親戚からＡ男の不登校について聞かれるたびに何とも言えない恥ずかしさを感じる，私自身が消えてしまいたい」と涙する．多分，精神的な問題があって登校できないでいるようだ，と言うと，「精神病なんでしょうか」と聞いてくる．現段階では精神病ではないと思う，学校に行こうという気持ちはありながらも登校できず，何故登校できないのか自分でも明確には分からない状態にあるのではないだろうか，そうした不登校の子どもが実際たくさんいるんですよ，と答えた．Ａ男はやや興味を示す視線を私に向けたが，母親は怪訝そうな表情をみせ，「また学校に行くようになれるんでしょうか」とＡ男を見ながら聞いてくる．こうなって欲しいという目標が，単に登校することでは根本的な解決にはならないと思う，この子が何とか社会の中でやっていけるようになること，それを目標にしたらどうだろうか，それまでは，むりやり登校させようとしないで，登校できたら登校するくらいの軽い気持ちでいたらどうだろうか，と話した．何とかＡ男が一人でやっていけるようになるまでには，家庭内でいろんなことが起きる可能性がある，お母さんが対処しなければならないことがいろいろ出てくる，期間も１年，２年かかることが多い，だからＡ男と一緒に通院することをこのまま続けながら，それとは別にお母さんもカルテを作って，月に１回程度面接をしに通って来たらどうだろうか，と聞くと，是非そうして欲しいと言う．Ａ男には，これからも２週に１回通院するように勧めると，Ａ男は無言で肯いた．お父さんにも来て頂きたいですね，と言うと，通院していることは話しているが，私に任せっきりで関心がなさそうだ，と言う母親に対して，Ａ男の主治医としてお会いしたいと伝えるように話し，第２回面接を終了した．

［第２回　面接の考察］

検査結果に異常なく不登校の明確な原因は分からないのだが，今後の目標設定を，単に登校することではなく，A男が何とか社会の中でやっていけるレベルに置いたらどうか，と提案している．しかし，器質性疾患，精神疾患は鑑別疾患として常に意識しながら面接を進めている．A男は学校に行かないことが，どうやら重大事でありそうだと感じているが，だからといってどうしていいか分からない．母親は体裁が気になり，登校を最優先するために，客観的に事態を見据える目を失い混乱しているように思えた．登校は，単に学校に行くことだけではなく，学校社会に参加することであり，集団の中での自己の位置決定を学ぶ場とも言える．社会不適応状態にある不登校児の治療目標は，何とか社会適応できる状態になること，とすべきであり，登校できること，とするべきではない．また，A男の母親の訴えの中にもあるように，学校に行っていない子どもに向けられる世間の目は，概して普通ではないというレッテルを貼りつけた目であり，不登校児のいる家族は奇異な目でみられる傾向があるため，家族，特に母親に治療の目を向けることが大切である．母親自身を支える意図は無論あるが，登校できないで苦悩している不登校児の病態を理解し，今現在どうすればいいのかを，治療者と協同戦線をはって実践していかなければならないからである．学校に行っていないことを悪と捉えることから，学校社会に適応できずに悩み苦しんでいる子どもの姿に目を転じることで，ではどうすれば適応できるようになるのかを家族にも考えて欲しいのである．

〈第３回　面接；11月×日〉

母親の話をひとしきり聞いた後，A男単独の面接を行った．

私　「体の具合はどうかな．」

A男　「……別に……」

私　「朝起きたとき，頭が重いって言ってたけど．」

A男　「今はない…」

私　「そう，体のだるさはどう．」

A男　「だるくない…」

私　「うん，体のことで他に気になることないかな.」
A男「…ない…」
私　「最近やっていて楽しいことは何かある.」
A男「…別に…」
私　「テレビは.」
A男「おもしろくない……」
私　「そうか…好きな勉強あるかな.」
A男「……歴史…」
私　「歴史…」
A男「…世界の歴史…」
私　「どんな本読んだの.」
A男「文庫本になってるやつ.」
私　「そう……何冊くらい読んだのかな.」
A男「10冊くらい.」
私　「どの辺りがおもしろいのかな.」
A男「中世.」
私　「中世…そうか…中世はよく分からないんで，今度教えてもらおうかな.」
A男「…(頷く)…」

[第3回　面接の考察]

A男との面接の一部を抜粋したが，遅々として会話が進展していない．得も言われぬ重苦しい雰囲気を私は感じているのだが，こうした場面では，敢えてゆっくりした口調で私は話すようにしている．今この時間は患児が所有していいのだという気持ちで面接を進めている．主治医に興味を持ちながらも，一見治療者を受け入れない態度を取り続けるA男との接点がそうした面接の中で見出せればいいと思っている．歴史の話が接点になりそうであり，接点から関係づけができ，やがては不登校の核心に触れる会話が生まれてくる可能性がある．診察室を疑似社会とみれば，診察室を踏み台にして実社会に参入していけばよいのである．

診察室での患児の態度は，社会に対する態度を反映しているように見える．換言すれば，主治医は社会の代表であり，その主治医に対する物言いは，いま現在，どの程度患児が社会参加できているのかを示す尺度として捉えることができる．A男の，人との交流を拒否するような態度は，社会参加に対する不安の防衛であり，社会人として必要な言語化能力が未発達であるため混乱状態にあると考えられるが，まずは安心して参加できる診察室という場の提供を行うことから始めている．患児の病態によるが，不登校，摂食障害などの面接は午前のあわただしい時間はなるべく避けて，午後ゆっくり診るようにしている．場とともに時間の提供をしていることになる．

〈第1回　母親面接；11月×日〉

私　「いかがですか．」

母親「相変わらず，夜中の12時頃寝て午前10時頃起きる生活です．最近，本をよく読むようになって……私にいろんな本を買ってくるように……何だか命令するような言い方をして……」

私　「どんな本ですか．」

母親「小説ですね，夏目漱石とか太宰治とか．」

私　「前から好きだったんですか．」

母親「国語は好きで成績も良かったんですけど，小説はここにきて急にですね．」

私　「そうですか，それから命令するような言い方というのは……」

母親「本だけでなく，今日はカレーを作れとか，もっときちんと洗濯物をたためとか，威張ったような言い方をします．そんなこと今までなくて，あと，変に甘えてきたりもします．」

私　「甘えるというのは．」

母親「髪や胸に触ってきたり，私の後をついて回ったり……」

私　「どんな気がしますか．」

母親「威張ったり甘えたり，何だかよくわからないんです．」

私　「甘えることもこれまでなかったんですか．」

母親「下の子はいつもべたべた私にくっついていましたけど，A男はおとなしく１人で何かして遊んでいて，甘えることなく，本当に手のかからない子だったんです.」

私　「A男君が２歳のとき下の子が産まれてますよね.」

母親「そうですね，下の子は喘息様気管支炎と言われて，しょっちゅう近くの小児科にかかっていましたから，それで手がかかって……A男に目をむけることが余りなかったように思います．あの…それがいけなかったんでしょうか.」

私　「いけなかった，ということはないでしょうね．ただ，A男君は，もう１回これまでの人生をやり直そうとしているのかもしれないですね．そう言うとオーバーに聞こえるかもしれないけど，これから独り立ちしていこうとしている今，やり残したことを思う存分やって心の準備を整えようとしているんではないかと思うんですが.」

母親「胸に触ることがですか.」

私　「哺乳の目的以外に子どもが母親の胸に触ることは珍しいことではないですよ．A男君が中学２年生だから変な感じがするんでしょうね．仮に５歳くらいの子が胸に触ってきたら，やはり変な感じがしますか.」

母親「たしなめるかもしれないけど，変な感じではないですね.」

私　「急に赤ちゃん言葉を使ったり，中にはトイレの後始末を母親にしてもらったりする子もいるんですよ.」

母親「男の子ですか.」

私　「そうです.」

母親「よくわからないですね.」

私　「それが多分その子にとってのやり残しなんでしょうね．だから，大切なのは，もうやり残しはなくなったと言えるまで十分に甘えさせてあげることです．お母さんも，A男君から今のような形で甘えられたことがないのでは，と思うのですがいかがでしょう.」

母親「ええ，ないですね.」

私　「こうした甘えは必ず終わりがきますから，それまではお母さんもA男君との間でやり残したことなんだと思って，もう一度子育てをしてみて下さい.」

母親　「そうすると，威張るのは現在のＡ男ですか．」
私　　「そうですね，自分をどうやってだせばいいのかわからないんでしょうね．お母さんから離れて，自分の足で立って歩いていかなければならないんだということがわかり始めていて，手始めに，家庭の中での主導権を手に入れようとしているようですね．暴力はないですか．」
母親　「ないです．暴力を振るうこともあるんですか．」
私　　「時にはあります．その時はお父さんの力が必要になります．もし暴力を振るうようになったら連絡下さい．」
母親　「わかりました．とにかくやってみます．」

[第１回　母親面接の考察]

Ａ男の退行が認められる．Ａ男は診察室では依然として治療者との交流を避けるような態度に終始しているが，心理的な変化が起こり始めていることが母親面接から理解できる．初診時面接と比較すると，母親に情緒的安定がみられるようになり，Ａ男を受け止めることができる雰囲気が母親から感じられるようになっている．登校一途に傾倒していた頃の母親では，到底Ａ男が頼り甘える対象には成り得なかったように思える．

ある摂食障害女児の主治医となり入院治療を行ったとき，その女児はいつからか，Ｙという看護婦の前でだけ幼児のような振る舞いをするようになったことを，Ａ男の治療をしながらふと思い出した．Ｙがいるときに限って床に顔を押し付け「いやだ，いやだ．」と泣いて動こうとしない，仕方なくしばらくＹが付き合っていると，気が済んだのかほっとしたような顔をしてＹに付き添われて自室に戻って行ったことを思い出す．この摂食障害女児の母親は，自分の娘ながらどうしていいのか分からず，来院時はいつもおろおろしていて，母親面接で進展がみられず，私自身治療に難渋したことを覚えている．その後，母子同席面接の中で，痛烈な母親批判が繰り返されるようになり，理想とする母親像を語るようになり，そして現実に存在する自分の母親を徐々に認めて行く中で摂食行動の改善がみられるようになったと記憶している．確固たる拠り所は母親とは限らないが，自己確立する際，自己内部での母親処理が必要になることが多いように思う．

退行と同時に母親支配も認められる．威張る段階に止まらず暴力行為に及ぶこともあるため注意を要する．母親に対して傍若無人な行為を働いても，本人に罪悪感が乏しいことがある．親だから当然なのだ，と言った不登校児がいたが，不登校児にとって当然でも，支配対象となった母親は大変な労苦を背負うことになる．母親の基本姿勢は，できる限りのことはするがそれ以上はできない，でいい．得てして無理強いの域に入る要求を突き付けてくるが，できないことについては毅然とした態度をとるようにすべきである．巣立つ前の休養期間であると認識し，子どもを抱え込む環境設定をしてあげることが第一である．ただ，母親への暴力に関しては，退行で示す幼児の振る舞いから一転して狂暴な思春期の熱情が溢れるような印象がある．易刺激的で暴力行為が日常化するようであれば，もはや外来レベルでは対応しきれないため，入院治療の適応となる．

〈第4回　面接；12月×日〉

A男は言葉数は少ないものの，興味を持っている歴史の話や，母親と買い物に行った話などをした．いじめや教師の問題など，学校に不登校を惹起させる誘因がないのかどうか，それとなく触れてみたが解答は不鮮明であった．母親に入室してもらい，母子同席面接とした．

私　「そろそろ診察室以外にも通う場所を作ってもいいと思うんだけど，どうでしょうか．」

母親「どこかあるんですか．」

私　「学校内だったら保健室とか相談室とか，空いてる教室を学校に行けない子に開放している所もあるし，あと，教育センターや，市役所で学校に行けない子のために部屋を用意しているところもある．でも，A男君が決めることだからね，（A男に）どうかな．」

A男「……」

私　「無理しなくていいよ，家の人と相談してみたらどうだろうか．行くだけで出席扱いになることもあるしね．ただし，ここに通っていることだけで私は価値があると思っているからね．」

［第4回　面接の考察］

初診時以来6週間が経過し，A男の拒否的な態度が緩み，母親にも多少のゆとりが見え始めてきた．社会参加は，教室に入り他の生徒とともに授業を受けることだけではなく，様々な参加場所があることを示している．不登校の相談を受けていてよく感じることは，教室に入ること以外に道がないという思いを全ての出発点に据え，登校のみが唯一の解決方法なのだと思い込んでるケースが非常に多いということである．ひとまず診察室に通い，次により社会に近い場所に通いながら集団参加を目指していけばよいのである．選択肢を提示し，最終的にはA男自身に参加場所を選択させようとしているが，診察室に通っていることを評価し，通院していることで今できる必要最低限のことはできているのだと伝えようとしている．

〈第2回　母親面接；12月×日〉

私　「A男君の甘えはどうですか．」

母親「最近はほとんどないんですが，何かやたら威張っていて……歴史の質問をしてきて私が答えられないと，こんなことも分からないのかと言って偉そうに説明してくれるんですが，私は歴史に興味がないので…でも，命令することはなくなりました．」

私　「そうですか．」

母親「風呂掃除をしたり，料理の手伝いをしたり，それも楽しそうにやってるんですよ，高いところにあるものなんか自分から進んで取ってくれるし，家でこれだけできるのに，何で外でできないのかと思います．」

私　「そうですね，まだ，外でやれるだけの準備ができていないんでしょうね，外でやる準備を家の中でやっている．準備ができたら外でもやろうとすると思いますよ……．お父さんはどう見ていますか．」

母親「女の仕事をなんでやるんだ，と言っています．でも，活き活きとしているA男をみてると，これでいいんだと私は思います．」

私　「A男君のお父さんに対する態度はどうですか．」

母親「無視してます．主人も，私にはA男のことを聞いたり意見を言ったりしますが，A男には何も言わないんです．」

私　「ご主人とA男君との間には交流がないということですか．」

母親「そうですね，主人にもA男にものを言ってもらった方がいいんでしょうか．」

私　「ご主人は，社会一般的な見方をしているため，A男君の今の状態を理解できないんだと思うんですよ．だから，無理にA男君と交流させる必要はないと思います．できればご主人にも来院して頂きたいですね．」

母親「そうですね，話してみます．」

私　「お母さんは，今のA男君に満足できますか．」

母親「はい，家の中のA男には満足できますね．」

私　「2ヵ月前はどうでしたか．」

母親「……ええ，違いますね，だらしないと言うか，満足できるような状態ではなかったと思います．」

私　「何が違うんでしょうか．」

母親「自分からやろうとしてやってるような……家事なんてやったことなかったですから．」

私　「勉強は自分からやっていたのではないですか．」

母親「…勉強は，与えられたものをそのままやっていたように思えます．」

私　「そうですね，今自分でできることをやっている，そして，手応えを確かめているような，そんな感じでしょうか．」

母親「そうですね．」

私　「お母さんはどうですか，A男君に対する気持ちに何か変化がありますか．」

母親「先生が，学校は行けたら行けばいい，と言ってましたが，私も同じように思うようになりました．A男はA男なりに一生懸命やっているんだと思います．」

私　「はい，私もそう思います．」

[第2回　母親面接の考察]

不登校児が示す退行は，長引くこともあるが1ヵ月以内に消退することが多いように思う．退行状態に飽きて自分で何かをやろうとする姿勢がでてくるような印象がある．ただ，退行期に，全面的に自己を受け入れてくれる対象が存在することが必要不可欠であり，それがないとやり残しを抱えたまま生きて行くことになり，次の段階に進むことが困難となる．本症例でみられたような退行現象は，できるだけ受け入れることが大切である．A男は母親に受け入れてもらい，家庭の中で自己表出を図ろうとしている．自分でできることを見つけて，自力でやろうとしている．信頼して任せることを基盤にして，いつか家庭の外に出て行くまでの準備段階と考えてあげればいい．家事は，目的が明確で手順が明解なものが多いため，自己評価しやすい点が社会復帰訓練として優れている．手応えを得やすい利点もある．不登校児は初診時，周囲から登校を促され，登校できないことに後ろめたさや自己嫌悪を抱き，心的な過労状態に置かれている場合が多いことから，まずは充分な休養期間を設けるが，意欲や物事を肯定的に評価するといった休養の成果と考えられる側面がみられるようになったら，家事をしてみたらどうだろうか，と提案することがある．概して，男児に有効のようだ．その他，親戚の家に日曜日を利用して１人で行ってみる，犬を飼って世話をするなどの経験を踏み台にして学校社会に復帰した例がある．その際，やればできるという自己評価とともに，評価してくれる他者の存在が重要である．評価は，父親がしているような，その行動に対する社会的評価のみであってはならず，本人の満足度を最大限に斟酌した評価をすべきである．

〈第５回　面接；12月×日〉

予約時間に遅れることなく母子は来院した．

母親　「先生，学校に行ったんです，前回ここに来た後すぐに．」

私　　「学校に行った，そうですか．」

母親　「急に朝起きてきて，学校に行ってくるって言って，いきなりでびっくりしたんですけど……授業は最後まで受けてきて，その後２日間寝込んで，だるくて仕方ないとか，頭が重いとか，以前みたいな状態に戻ってしまいました．」

私　　「具合が悪いのは続きましたか．」

母親「1週間位体調が悪そうでしたけど，でも今は大丈夫みたいです.」
私　「(A男に) そうなの.」
A男「(頷きながら) 何かだるくて，眠ってばかりいました.」
私　「大変だったね.」

ここで母親に退室してもらい，A男との単独面接とした.

私　「急に学校に行く気になったの.」
A男「うーん，よく分かんないんですけど……行ける気がして…」
私　「授業を全部受けたというのは，よく頑張ったと思うんだけど，授業中体調が悪くならなかったのかな.」
A男「頭がふらふらして，でも最後まで授業を受けなくちゃ，と思って…」
私　「そうか，同級生の反応はどうだった.」
A男「最初，教室に入ったときウォーとか言われたけど，でも何ともなかった．今まで何してたんだ，とか言われて…」
私　「何て答えたの.」
A男「体調が悪かったから，と答えました.」
私　「うん，それでいいね．教室に久しぶりに入ったときはどうだった.」
A男「別に，何ともなかったです.」
私　「そう，でも疲れたか.」
A男「疲れましたよ，学校から帰ってから動けないくらいだるくなって…」
私　「そうだね，また学校行きたいかな.」
A男「行きたいけど……」
私　「行きたいけど…何.」
A男「自信がないです.」
私　「そう，確かにそんなに疲れてしまうと自信が持てないよね，どうしてそんなに疲れるんだと思う.」
A男「休みすぎたからかな…」
私　「そうだね，もし明日学校に行って，また授業を全部受けたら疲れるかな.」
A男「そう思います.」
私　「何時間目から疲れが出てくるかな.」

A男 「この間は，２時間目に頭が働かなくなってきて，だるくなって……」
私　 「疲れが出てくるまでの時間が，今君が学校にいられる時間だと思うんだけど，どうかな．」
A男 「…そうかもしれないです．」
私　 「いきなり全部を完璧にやろうとしても難しいからね，今，どこまで自分はできるのかを考えながらやっていったらどうだろうか，体の具合が悪くなったら，無理しないで今日はそこまでにして，ゆっくり休んだらどうかな．１時間目だけしばらくの間参加してみて，２時間目も参加できそうだったら参加してみる，という具合いに，段々と参加する時間を増やしていくのがいいと思うけど，どうかな．」
A男 「はい．」

母親に入室してもらい，あらかじめA男から許可を得た範囲で，今後の登校方法を母親に説明し，完全登校の先延ばしを提案した．

[第５回　面接の考察]

それまで登校の気配が微塵もなかったのに，突然登校して周囲を驚かせることがある．登校の準備がいつのまにかできていたと捉えることができるが，得てして過剰適応となりやすいため注意を要する．不登校児には，真面目で完璧主義で融通が利かない面をもつ子が多いように思うが，やるからには完全にやらないと気が済まないことから，授業を最初から最後まできちんと受けようとして疲弊しきってしまうことがある．自己の疲労感に気づくことの大切さを示し，疲労感を，自分で今現在可能となる行動の限界を表す指標として活用させようとしている．A男の学校適応レベルは，この時点で１時限参加程度と考えられることから，徐々に授業参加の時間を増やすように提案している．

〈第３回　母親面接；12月×日〉

母親 「やっぱり，無理をしてしまうようです．」
私　 「無理というのは…」
母親 「学校に行くときは授業を全部受けてきます．１時間で早退するのはいやだと言って…でも，学校に1日行くと疲れ切ってしまって，3日間くらい何にもできないでいます.」

私　「そうですか，そうすると大体3日おきに登校しているんですね.」

母親「はい，そのペースがいいようです.」

私　「それでいいと思いますよ．前回私が提案した1時限だけ出席するというのは1つの案に過ぎないですから，A男君が1日出席3日休みという登校方法を自分で見つけたのなら，その方がいいと思いますよ.」

母親「ええ，私もこのままでいいように思います．でもいつのまにか学校に行くようになっていて，何だかあっという間の出来事でした．正月には家族旅行しようか，なんて言っているんですよ.」

私　「そうですか，ご主人とはどうですか，相変わらず交流なしですか.」

母親「それが，結構話をするようになったんです．A男のことは，どう言えばいいか…馬鹿にするというか，相手にしないみたいなところがあったんですが，A男の方から気楽に話すようになって，主人も嬉しそうにA男の相手をしています.」

私　「家庭の雰囲気も変わりましたかね.」

母親「楽ですね，一時は地獄を見ているような気がしていましたけど，家にいて楽になりました.」

私　「良かったですね，もうすぐ冬休みですよね．A男君は家庭でゆっくり休ませてあげて下さい.」

母親「はい.」

[第3回　母親面接の考察]

1日1時間授業に出席する，という治療者の提案に対して，A男は1日出席3日休みの登校方法を選択し実行している．治療者の提案を参考にしながら，自己決定し実行していこうとする姿勢がみられる．社会適応する過程では，実践経験が必須であるため，よほどの危険性がなければ見守る態度を私は選ぶことにしている．選択したものが自分に不適と判断したら，いかにして軌道修正していけばいいのかを考え，再度行動選択することになる．その際，判断材料として自己の疲労度を尺度にしたらどうかと第5回面接で述べている．

また，父親との関係修復ができてきた．父親にA男を受け入れる素地があったからであるが，家庭で社会性を最も具現化していたと思える父親への接近は，A男の社会化への道程が開かれたことを意味するように感じる．家族の中で，疎ましい存在であった父親も，接してみると案外たやすく付き合える存在だったのかもしれない．

〈第6回　面接；1月×日〉

母親同席をA男が希望したため，母子同席面接とした．

A男「疲れます……3学期になって学校には1日おきに行ってるんですけど，学校にいてもだるくて…」
母親「学校に行った次の日は1日中寝込んでいて，食事もほとんど摂らないし…」
私「そう，（A男に）学校は楽しいかな．」
A男「はい，楽しいですね．」
母親「担任の先生がA男のことをよくしてくれていて，来たいときに来ればいいからって言ってくれますし，友達もいい子が多くて…でも，A男には2日に1回の登校は無理なんじゃないかと思うんですけど…」
A男「（母親に）大丈夫だよ，行けるって．」
母親「この子はこう言うんですけど，どうも心配で．」
私「うん，（A男に）疲れるって言ったけど，以前の疲れと同じかな．」
A男「前の疲れと違います…じわじわくるというか，いらいらするような感じです．」
私「1日中そんな感じかな」
A男「朝起きたときが一番嫌な感じがあります．夕方になると少し楽です．」
私「気持ちが沈んだりする事はある．」
A男「それはないです．」
私「そう，お腹は減るの．」
A男「あまり減りません，美味くないし…」
私「そうか，夜は眠れてるかな．」

A男　「よく目が覚めて，寝た気がしません.」

私　「頭が重いことは.」

A男　「朝起きたときがひどいですね，何にもしたくなくなるくらい重いです.」

私　「そんな状態で学校に行くのは大変なんじゃないの.」

A男　「4月から中3になるし，受験勉強を始めてるのもいるし，勉強遅れたくないから.」

私　「うん，とすると，学校に行った次の日に寝込んでいるときは，辛いんだね.」

A男　「置いてきぼりをくったような気がします．あせるというか…」

私　「でも体がどうしようもない.」

A男　「そうです，仕方ない…」

私　「その仕方ないというのが現実だよね．歩き始めた赤ちゃんを走らそうとしても無理だよね．もう少し走り出すのは我慢してみたらどうかな．体に症状が出るのは，どこかに無理があるからだと思うよ.」

母親　「ゆっくりやって行こうよ．見ているこっちの方が辛くなるんだから．(涙ぐむ)」

A男　「(母親をちらりと見て）やれるよ，きっと.」

私　「やろうとする気持ちは大事だけど，A男君の主治医としてはこのまま黙って見ている訳にはいかないよ．これから先，無理しなければならない時もあると思うけど，基本は，自分の体と心に相談しながら物事をやっていかないと，無理している事も分からなくなってしまうよ．今はA男君が持っているエネルギー以上の事をやっているから，その分が症状になって出てきていると思うんだけど，どうかな.」

A男　「……」

私　「これ以上悪い状態になって欲しくないんだよ.」

A男　「どうすればいいですか.」

私　「うん，そうだね，まず気持ちを和らげる薬を飲んで，それから，疲れているときは，学校よりも自分を優先してしっかり休む事をして欲しい．いいかな.」

A男　「(頷く）薬は飲まないとだめですか.」
私　「飲んだ方が早く良くなると思うよ．朝，夕，寝る前の1日3回飲んでみよう，いいね．自分の疲れをいやすことを第一に考えるんだよ．勉強の遅れは必ず取り戻せるから.」

この後，薬の副作用など説明し，A男の状態が不安定であることと，服薬開始になり薬の効果判定が必要なため，1週に1度受診してもらう事となった．

[第6回　面接の考察]

やればできるという自信がありながらも，自分で賄える範囲を超えると簡単に身体化が生じることから，ストレス蓄積が進んでいるように思える．学校社会に完全復帰できる筈なのに実際にはできないでいる自分に対する苛立ちや焦燥感もみられる．勉強の遅れを気にしながらも，勉強が手につく状態でないためますます焦燥感が増強していく悪循環に嵌まり込んでいるようだ．食思不振，睡眠障害も出現しているため，薬物療法と休養優先を指示した．薬物は，エチゾラム1.5 mg を分3（朝，夕，就前）投与とした．

〈第7回　面接；1月×日〉

A男との単独面接を行った．

私　「薬飲んでみてどうかな.」
A男　「前よりは楽になったけど，夜目が覚めることがあるんで，もう少しゆっくり眠れたらいいです.」
私　「そう，じゃあ今飲んでる薬を寝る前に2錠飲んでみようか.」
A男　「はい.」
私　「学校は1日おきに行ってるの.」
A男　「1回だけです.」
私　「1回…」
A男　「この1週間に1日だけ行きました.」
私　「そのペースだと何とかやっていけそうなの.」

A男「そうですね，やっぱり学校に行くとかなり疲れるんで，休む事が必要だと思います.」

私「そうだね，自分のペースでやっていけばいいと思うよ，食事はできてるかな.」

A男「結構食べてますよ，お母さんが僕の好きなものを作ってくれるんで，段々食べられるようになってきました.」

私「頭の重さはどう.」

A男「時々重くなるけど，でも何とかなります.」

私「眠くならないかな.」

A男「ならないですね.」

私「そう，家ではどんなことしてるのかな.」

A男「勉強が気になるって言ったら，お父さんが家庭教師をつけてくれたんです．それで，おととい初めて家庭教師の先生が来て，英語と数学を教えてもらいました.」

私「そう…」

A男「学校に行ってないって言ったら，今ここで一生懸命やればいいんじゃないかと言ってくれました．勉強もしたけどその先生といろいろ話ができて，それがよかった.」

私「そうか，家庭教師はどこの家でもつけてもらえる訳ではないから，家族に感謝しないとね．お父さんも君のことをいろいろ考えてくれてるんだね.」

A男「はい，そう思います．家庭教師なんて考えたこともなかったんで，ちょっと不安だったけど，今はつけてもらってよかったと思ってます.」

私「そうだね，勉強に対するあせりがあったもんね.」

A男「はい．あせると，ろくなことないですね（笑い）.」

私「同感だね．学校に行かない日にあせりを感じることってあるかな.」

A男「あるけど…前は早く全ての授業にでようって，そればっかり考えていたけど，今はできるだけ出席しようと思ってるんで，そこのとこが違うかな…」

私「なるほどね，そうか，大事な違いではあるけどね.」

A男　「はい．」

［第7回　面接の考察］

前進あるのみとする姿勢から，時には現状維持あるいは後退することが必要なときもあることに，気づきがみられるようになった．薬物療法が功を奏したこともあるが，家族が自分のことを考えてくれてるという安堵感が，先を急がず，現実に立脚した生活態度を確立していこうとする姿勢を形作るのに貢献している．たった一人で生きようともがいていた状態から，家族を代表とする他者と協力してやっていこうとする姿勢が見られるようになってきている．家族もまた，A男との交流に伴っていた違和感を徐々に感じなくなってきているように思える．住みやすい家庭になってきたからこそ，A男の自己実現への道程が開かれてきたのである．それは，A男と家族双方の変化によるのであろう．

〈第8回　面接；1月×日〉

母子同席面接を行った．

私　　「夜眠れてるかな．」
A男　「はい，あの薬2錠で丁度いいみたいです．」
私　　「そう，良かった．この1週間の生活を聞かせてもらえるかな．」
A男　「学校は2日行って，あと勉強も何とかなってます（笑い）．」
私　　「何とかなってる（笑い）…そう，体調はどう．」
A男　「頭の重いのが時々あるけど，何とかなってます（笑い）．」
私　　「(笑い) そうか，まあ何とかなるようになったんだね（笑い）．じゃあ，これからは君に任せようか．」
A男　「任せて下さい．」
私　　「いいよ，でも私をご意見番にして欲しいんだけどいいかな．」
A男　「(母親に) ご意見番て何．」
母親　「大切な事を決める時に意見を聞く人…でいいですか．」
私　　「いいですね．（A男に）一人で生きていくのは難しいよね，助け合って生きていきたいと思うんだけど．君が一人で頑張って生きていくのは応援するけど，困ったときは遠慮なく相談するようにして欲しいんだよ．私も困ったら君に相談するかもしれないよ（笑い）．誰もが完全ではないからね．助け合ってこそ，何とかなるんじゃないかな．」
A男　「(笑い）そうします．」
私　　「これからは2週間に1回の通院でいいと思うんだけど，どうだろう．」
A男　「いいです．」

[第8回　面接の考察]
何とかなる，と言い切れる状態になった．自信の中で生存するために必要な不安が打ち消される懸念があるため，困ったら相談していいのだと示唆している．互いに助け合うことの意義を知って欲しいという気持ちがある．診察室での会話もA男が中心になって進むようになった．気負い過ぎたりせずに，自己の心身の状態に沿って生活をしていって欲しい気持ちを告げている．

〈第9回　面接；2月×日〉
母子同席面接とした．

私　　「どうかな．」
A男　「大丈夫です．」
私　　「体調はどう．」
A男　「疲れるくらいかな．」
私　　「毎日疲れるの．」
A男　「いえ，この2週間で2日ぐらいかな，結構疲れて…」
私　　「1日中寝てたの．」
A男　「そうでもないけど…動けないほどひどくはなくて…あの，薬を飲んだら楽になりました．」
私　　「薬…」
A男　「ここんとこ，薬を飲まない事が多いんですよ…調子いいし…」
私　　「薬を飲まないでも調子がいいのは結構だけど，飲まない事を決める前に私に相談して欲しかったね．」

A男「すいません.」

私　「うん，それで，疲れたときに飲むようにしているのかな.」

A男「そうです.」

私　「そうすると楽になるの.」

A男「はい，楽になります.」

母親「先生の言う通り薬を飲んだ方がいいよって言っても聞かないんです. これでいいんでしょうか.」

私　「そうですね，気持ちに作用する薬なんで，本来は私が指示した飲み方をするべきです. しかし，今は頓服として飲んでもいいようですね. でも，これからは，飲み方を変えるときは必ず相談してからにするんだよ，いいね.」

A男「はい，分かりました.」

私　「学校はどう.」

A男「1日おきに行ってます.」

私　「1日おきに登校していてどう.」

A男「丁度いいです.」

私　「そう，とても疲れた2日があったと言っていたけど，その前の日に何かあったのかな.」

A男「……」

母親「私が見ていて，勉強のし過ぎかなと思います.」

私　「お母さんはそう言ってるけど，どうかな.」

A男「…そうかもしれないです. ついつい，夜遅くまで勉強してしまって…」

私　「勉強中，疲れは感じたのかな.」

A男「はい，感じたけど，やらなければという気が強くて…」

私　「そうすると翌日大変な疲れがでる…」

A男「そうですね，まだ無理なんですかね.」

私　「まだ無理なんだろうね，段々と無理できるようになるから，それまでは少し押さえ気味にしたらどうかな.」

A男「はい，そうします.」

［第９回　面接の考察］

自主性が急速に出現してきている．自己決定も度が過ぎると独り合点になる事を告げている．生活面で，登校周期を自分の疲労度と照らし合わせて決定していく姿勢は評価できるが，服薬方法の自己決定は危険が伴うため諫める言葉を投げかけている．また，勉強の遅れを取り戻そうと際限なく勉学に打ち込むことも，登校周期同様自分の疲労度によって調整するように助言している．この時期，意欲の高まりと処理能力とが釣り合わないことが多く，過労に傾きやすいため，無理なき範囲での生活枠を設定する必要がある．

〈第10回　面接；２月×日〉

母子同席面接とした．

A男「先生，毎日何とか学校に行ってます．」
私　「そう，毎日行ってるんだ．」
A男「疲れも，薬を飲む程ではないし．」
母親「僕にまかせておけ，なんて言って，朝も自分で起きてきて学校に行ってます．」
私　「そうですか，ただ，まだ疲れはあるんだね．」
A男「どこかで無理するとでますね，そんなに辛くはないけど．」
私　「疲れの原因は分かるの．」
A男「分かるときと分からないときがあります．」
私　「分かるときと分からないときが，分かるだけいいね（笑い）．」
A男「はい，先生，まだ通院必要ですか．学校を休みたくないんです．」
母親「私も，できれば学校に行かせてあげたいですね．」
私　「そうですね，いいと思いますよ．でも，前にも話したけど，苦しくなったら１人で抱えこまないで，家族や，必要があれば私に相談すること，いいね．」
A男「はい，そうします．」

［第10回　面接の考察］

心身の消耗状態から回復し学校社会に復帰する段階に到達できたが，まだ完全回復とは言えず，いつでも必要あれば診察室に戻ってよいことを告げている．先を急ぐことはなく，立ち止まり後戻りしながら進んでよいことを示唆している．A男の臨床経過を振り返ると，自己の精神の揺れに翻弄されている姿が思い浮かぶ．A男という人間存在より世間体を重要視し，登校することが唯一絶対の道であり他に道なしとした母親と，社会性を家庭の中で具現化することなく，A男との対面を避けていた父親の元で，何をどうすればいいのか途方に暮れていたA男の姿が浮かんでくる．A男は思春期に至って，自己の客観視が起こり，同年齢の者が集う学校社会での自己の振る舞いに対する意識が芽生え，自主独立した存在へと脱皮する際，やり残していた母親への甘えという表現を通して拠って立つ基盤を確認したのだと思える．自分を絶対的に受け入れてくれる人間の存在があってはじめて自主独立が可能になると思うのだが，A男の母親は，何とかA男をそのまま受け入れることのできる存在になることができた．A男が登校していることや成績優秀であることではなく，A男という1人の人間存在をそのまま全てありのままに受け入れる姿勢ができた．したがってA男は安心して母親に甘え，それが確実に受け入れてもらえることを確認した後，徐々に自己表出できるようになっていったようだ．その結果として父親との対座が可能になり，また対座を通してさらに社会性の獲得が進展していったと私は捉えている．

症例2：中学3年生，B男，男子．

新学期が始まって間もない4月下旬に，両親に伴われてB男は来院した．始業式は普通に登校したのだが，次の日から登校を拒否していて理由を聞いても答えがない，なぜ登校できないのか全く分からない，と父親が落ち着いた口調で来院の目的を語った．その傍らで他人事のように無表情でB男が座っている．母親は，B男の後方に座り，目を伏せている．生育歴，発達歴を母親から聴取したが，特に問題となる事はなく，身体成長も標準以上であった．私立高校で国語の教諭をしている父親と，短期大学を卒業して専業主婦である母親と，高校2年生の姉，そして父方祖母がおり，ごく普通の家族だと思うと父親が言う．

家庭での生活は学校に行かなくなる前と変わらないし，学校でいじめにあっている様子もない．日曜日には仲のいい友達と遊びに出かけたりしているし，何故学校に行かないのか皆目分からないのだという．両親に退室してもらい，B男の診断面接を行ったが，意外に明るく朗々と趣味の話や家での生活の話などをした．不登校については，よく分からないの一点張りであった．病的体験や自律神経症状なども否定的であった．再度両親に入室してもらった．

父親　「登校刺激はよくないので見守るようにしているんですが．」
私　　「登校刺激…」
父親　「ああ，実は心理に興味を持っていまして，不登校の本も何冊か読んだことがあるんです．」
私　　「そうですか，登校刺激は時と場合によると思いますが…１回の面接ではよく分からないので，しばらく通院したらどうでしょうか．知能のバランスをみる検査も含めての心理テストと脳波検査はやっておいた方がいいと思います．」
父親　「分かりました．」

父親の希望もあり，通院は２週間に１回，土曜日の午後とした．その後も両親との面接では常に父親が会話をリードし，母親が追随する形となった．父親に言わせると，母親は内向的で口下手なので，対外的な交渉はいつも私がやっているんですという．血液検査，脳波検査，頭部 CT 検査，そして精神発達検査で特に問題はなく，自律神経失調症を初めとする身体疾患も認めなかった．面接は，B男との個別面接を中心に，両親面接，両親とB男同席面接を随時取り入れていった．B男は，私との面接を積極的にリードし，様々な話題を提供した．私が口を挟む余地がないほど喋り続けることもあった．どちらかというと口数は少ない方だと両親は言ったが，診察室での積極的な発言を聞いていると，家庭での口数の少ないB男の姿に結びつかない姿がそこにはあった．自ら話題を提供することで，私に，不登校の話題を出させないようにするための手段とも思えたし，また，喋り続けるB男にはゆとりがなく，どこか切羽詰まった危機感のようなものが漂っていた．B男には何らかの葛藤があると思っていたが，その実態がまるで見えてこないまま，B男の話相手をする面接が繰り返された．薬物療法，箱庭療法，自律訓練法などの提案はきっぱりと拒絶された．このままがいいのだという．2週に1回の通院以外，B男は活動らしい活動は一切しなかった．家庭では規則正しい生活をしており，通信教育で自分なりに勉強もしていた．社会と唯一繋がる診察室を，B男にとって過ごしやすい場所にすることを意図するようになり，支持的対応に終始した．

高校受験の時期になり，B男は不登校児のためのクラスがある高校を選び，両親の同意を得て受験し合格した．約1年間続いた通院生活に終止符が打たれ，B男はその高校に通い始めた．それから半年後，私は，B男の母親から1通の手紙をいただいた．B男が高校に通い始めて1ヵ月後に，学校に行かなかった理由は「担任がB男に対して頻繁に暴力を振るっていて，それが嫌でどうしていいか分からなくなって，学校に行かなくなった」と泣きながら話したのだという．中学2年生の6月頃から暴力が始まり，中学3年生に進級したとき，その暴力を振るう教師が再び担任になったので，また1年間暴力を振るわれるのが嫌だったのだと話した．担任の暴力はB男に限らず，数人の同級生が対象になっていたのだという．父親は怒ってその教師のことを問題化しようとしたが，B男は「その先生にもいろいろ事情があったんだと思う．僕は学校にいけるようになったんだし，もう許してあげてもいいよ．」と言って父親を説得した．父親は，B男の気持ちは大事にしてあげたいが，社会的な問題なので，暴力を振るわれていた他の子どもたちの家族とも連絡をとって真実は追求するとB男に話した，といった文面であった．

[症例2の考察]

不登校の原因が担任教師の暴力であった症例である．学校が暴力を振るわれる恐怖の場となり，登校を拒否することでひとまず解決策を見出した例と言える．暴力を振るわれるというストレッサーに対して，回避型コーピングを用いたと理解できる．回避している限り真の解決にならないことは，B男自身が察知していたように思う．会話が途切れるのを避けるように話し続けたB男の心理状態は，学校に行っていない後ろめたさと，どうやって教師の暴力に立ち向かって行けばいいのか分からない苛立たしさで，常に揺れ動いていたように感じる．B男には，薬物も，自律訓練法も何も必要でなく，ただ社会との繋がりを感じさせる診察室で思うところを吐露し，時間を先に急がせる事に終始していたようだ．社会性を見せつける父親と，積極性はないが優しさを見せる母親に自己表明するまでには成熟しておらず，高校に入学後，ようやくその時期が到来し，堰を切ったように自己表出できたのであろう．

不登校の最中はこのように，支持的対応に明け暮れるのみで治療が少しも進展しないように思えるケースがある．何かありそうだと感じながらも分からないまま，進級や進学で学校環境が変わるとすんなり登校したりする．教師の言動，いじめなど，不登校児にとっては回避型コーピングを用いる以外手がないと思えるような問題が存在している事が多いようだ．接近型コーピングを用いるほど社会性が熟していないため，解決方法を見い出せず，向かうよりは逃げ出す事を選ぶ．逃げ出す事にも活力が必要であり，必死で逃げの姿勢を貫こうとする．その際，主治医が同伴者になれればいいと考える．家族なり友達に相談すればいいのにと思うが，実際は相談するにも社会性の獲得が必要であり，その時期に到達していない段階では相談という解決方法に思いが至らないようだ．相談できる段階に到達するまで，待ちの姿勢で対応していくことも治療者として要求されることがある．せっせと通院してくるからには，診察室が何か重要な役割を担っているのであろうと考え，取りあえず場の提供に終始することもある．

症例3：高校1年生，C男，男子．

C男が来院したのは夏休みが始まって間もない7月の下旬であった．母親の話では，4月中旬頃から登校を渋り始め，5月の連休明けから登校しなくなった．勉強は中位であるが，快活で人を笑わせるのが得意で，中学までは1日も学校を休んだことがなく学校が楽しくて仕方ないといつも言っていた．だから不登校の理由が全く分からない，という．涙を見せながら話す母親の傍らでC男は視線を落としてじっとしている．生育歴，発達歴に特に問題はなかった．同胞はなく，両親と3人暮らしとのことであった．最近は友達が遊びに来ても会うことがなく，自分の部屋に閉じこもってばかりいる．父親も心配していて，今日はしっかり先生に診てもらってくるように言われてきた，という．母親に退室してもらい，C男の診断面接を行った．

私　「私には随分辛そうに見えるんだけど，どうかな．」
C男「…はい…」
私　「いま，どんな生活してるの．」
C男「……」
私　「夜は眠れてるのかな．」
C男「…あの…寝た気がしないです…」
私　「寝た気がしない…寝つけないということ．」
C男「寝つけないし，よく目が覚めるし…」
私　「そう，目が覚めてそのまま眠れない事もあるの．」
C男「はい，あります．」
私　「食事は摂れているのかな．」
C男「…お母さんが食べるように言うので…でも美味くないです．」
私　「そうか，一日の中で気分は変わるかな，例えば…」
C男「朝が一番嫌です．」
私　「朝が嫌…夜の方が楽なのかな．」
C男「夜も結構嫌だけど，朝よりはましです．」
私　「その嫌な気分というのをもう少し話してくれない．」
C男「落ち込むっていうか…何もしたくないっていうか…」
私　「なるほど，それは辛いね．」
C男「はい…」
私　「楽しみってあるのかな．」
C男「…ないです．」
私　「前はあったの．」
C男「…ええ…」
私　「何だろう．」
C男「お笑い番組とか…」
私　「今はどう．」
C男「興味がないです…」

私　「そうすると，学校に行くどころではない…」
C男　「…はい…」
私　「気持ちが沈んでいて何もできない状態みたいだね.」
C男　「ええ…」
私　「死にたい，と思うことあるかな.」
C男　「そこまでは思わないけど…」
私　「そうか…うつ状態にあると思うんだけど，このことお母さんに話していいかな．」
C男　「いいですよ…」

C男は中肉中背で，身なりは年齢相応であったが表情に乏しく常に視線を落とし，か細い声でぼそぼそと話した．膝の上で両手を組み，体動はほとんどなかった．物悲しさが漂い，はつらつとした生気が全く感じられなかった．

母親に入室してもらい，C男はうつ状態にあり，不登校の原因探索をするより治療を優先させなければならないことを話した．学校のことは一切忘れて家庭での休息が必要であることと，必ず良くなることを話した．薬物療法の必要性を説明し，アルプラゾラム 0.8 mg を分 2 で，ブロチゾラム 0.25 mg を就寝前に服薬するよう指導した．通院は週 1 回とした．

1ヵ月後，C男のうつ状態は改善傾向を示すようになり，3ヵ月後には諸症状は消失し，薬物はエチゾラム 0.5 mg の頓服で生活できるようになった．C男は本来の明朗さを診察室でみせるようになり，好きなお笑い芸人のギャグを披露することもあった．しかし，学校に関する話題になると一転して拒否的な態度となり，誰もC男の内面に入ることを許さない様相を呈した．事態が一転したのは初診時から 8ヵ月余り経った頃で，出席日数が不足し高校 1 年生に留年が決定した 3 月であった．

C男　「もう 1 回高 1 をやることになりました.」
私　「そう，4 月からは学校に行くの.」
C男　「行きます.」
私　「学校に行けなくなった理由，聞かしてもらえるかな.」

C男「…いいですよ…」
私　「…」
C男「あの…髪の毛のことなんです…」
私　「髪の毛…」
C男「ええ…僕の髪って柔らかくてふわふわしてるでしょ…」
私　「そうかな…」
C男「それで，クラスの二人がもやしみたいだって言って，『もや』って呼ぶようになったんです．」
私　「君の髪の毛のことを…」
C男「はい，それが…どうしてかわかんないんですけど，嫌で…」
私　「そんなことを言うのはその二人だけだったの．」
C男「そうです，初めはその二人を避けていたんだけど，段々と，いつ『もや』って言われるか気にするようになって，実際に『もや』って言われた時もそうだけど，その二人を見ただけで，足ががくがくするようになってきたんです．」
私　「そうだったの，大変だったね．」
C男「そのうち，何にもする気がなくなってきて，どうしたらいいのか…(涙)…」
私　「一人で辛かったね，でも，よく話してくれたね．」
C男「学校は好きだし…勉強はあんまり好きじゃないけど…また学校に行きたいんです…」

C男は不登校の理由を自分から両親にも話し，４月の新学期から高校１年生として登校を再開した．５月中旬になり，C男は一人で受診してきた．

私　「どうかな，新しい生活は．」
C男「それが…」
私　「うん…どうした．」
C男「まだ，『もや』って言われるんです…」
私　「あの二人．」

C男「はい，学年は違うんですけど，やっぱり学校の中で会うこともあって…」
私「足がガクガクするの．」
C男「そこまではいかなくなったんですけど，でも，凄い嫌な気がして…またどこで会うのかと思うと…前みたいには落ち込まないけど…学校に行きずらいというか…」
私「そうか，解決方法を考えたいね．」
C男「ありますか．」
私「うん，まず，今のままだとその二人は君に会うと必ず『もや』って言いそうだよね．」
C男「ええ，言うでしょうね．」
私「その2人に，『もや』って言われるのが凄く嫌なので言わないでくれ，と面と向かって言えるかな．」
C男「…言えないですね．」
私「どうしてかな．」
C男「そんなに親しくないし…」
私「番長とか，恐い人なの．」
C男「いえ，普通です．」
私「そう…嫌なんだ，と言えないんだね…」
C男「『もや』と言われるかと思うと金縛りみたいになってしまって，何が何だかわからなくなるんです．」
私「うん，じゃあ，その二人と仲良くなったらどうかな．」
C男「……」
私「仲良くなりたくないタイプなのかな．」
C男「いいえ，そんなことはないんですけど…」
私「その二人は仲いいの．」
C男「いいみたいです．」
私「君が嫌がっている事に気づいてないんだね．」
C男「ないみたいですね．」
私「嫌がらせという感じはあるの．」

Ｃ男　「ないです，渾名みたいですね．」
私　　「そう，二人に近づいてみたらどうかな．」
Ｃ男　「…」
私　　「二人が興味あることは何だろうね．」
Ｃ男　「バンドやってるみたいです．」
私　　「バンド…君は音楽に興味あるかな．」
Ｃ男　「好きです，でも…」
私　　「うん…」
Ｃ男　「どうすれば…」
私　　「バンドの練習をみせてもらうとか，音楽の話をしてみるとか，いろいろあるように思うけどね．」
Ｃ男　「…近づくといいですかね．」
私　　「その二人とはあまり，親しくないと言っていたよね，それに二人に悪気もないと…」
Ｃ男　「はい．」
私　　「でも，その二人と『もや』という言葉が結びついて君にはどうにもならないんだよね．だとしたら，他の呼び方を二人に言わせるくらい親しくなってしまえばいいと思うよ．呼びかけてくる訳だから，今度はこちらから呼びかけてみたらどうだろうか．」
Ｃ男　「よくわかんないけど，やってみます．」

その１ヵ月後，Ｃ男は来院した．二人に話しかけた時は随分緊張したけど，音楽の話で盛り上がり，CDの貸し借りをするようになったのだという．Ｃ男がアイドルのＴに少し似ていることから，二人はＣ男をＴと呼ぶようになり，何でこんなことで苦しんでいたのかと今は不思議にさえ思える，とＣ男は笑顔で話した．

［症例３の考察］

一般的には些細な事でも当の本心にとっては重大事になることがある．渾名はその契機が何であれ，いつの間にか一人歩きをして，そして定着していく．

何かに似ているからと安易に付けられた渾名によって不登校状態が招来された症例である．渾名を付けた側にいじめ意識はなく，実に気軽に，相手が嫌がることに気づかず渾名を呼び続ける．誰が悪いのでもなく，たまたまその渾名から過剰反応を引き起こされるC男がいたのである．ストレスコーピングとしては，接近型を選択するように指導した．嫌な相手からの逃避は，いかなる世代にも認められる心理機制である．いつその相手に出会うか，と思うだけで心の平穏は奪われてしまう．だとしたら思い切ってその相手に接近してしまう方法がある．C男はたまたま音楽という共通項があったが，誰でもがこのように上手くいくとは限らない．社会での付き合いと割り切ってある程度近づいてみる，といった場合の方がはるかに多いように思う．

症例4：小学校6年生，D子，女子．

小学校5年生の3学期から，朝腹痛を訴え時々学校を休むようになり，6年生になるとまったく学校に行かなくなった（母親の訴え）と，両親に連れられてD子が来院したのは4月の下旬であった．家族構成は，小学校2年生の妹と，自営業を営み，温和で面倒見のいい父親と，専業主婦で生真面目な母親の4人家族である．D子は内向的でおとなしいが友人は多く，毎日3時間は勉強し成績は常にトップクラスで学級委員を毎年務めてきたのだという．既往歴に特に問題なく，家庭での行動変化もない．朝は，今でも7時には起きてくるが，登校時間が近づくとトイレに入ったまま出てこないで，結局登校できずにいるのだという．言葉を噛みしめるように論理的に説明する母親と，「そうなんですね.」と合いの手のように言葉を添える父親を交互に見ながらD子は座っていた．D子本人から直接話を聞きたいのでと話し，両親に退室してもらい，D子の診断面接を行った．

私　「朝，お腹が痛くなるの.」
D子　「…はい…」
私　「トイレに入って出てこれないというのは，便が出そうになるからかな.」
D子　「出そうで…でも出なくて…」

私　「そう，そのときお腹痛いの．」
D子「はい…」
私　「ずっと痛いのかな．」
D子「ずっとじゃないけど…」
私　「大体いつ頃痛くなくなるの．」
D子「…8時頃…」
私　「そう，頭が痛くなるとか，体がだるいとか，他に気になることないかな．」
D子「ないです．」
私　「そう，学校は行きたい．」
D子「はい．」
私　「行きたい…そう，学校は何が楽しいの．」
D子「…勉強好きだし，友達もいるから…楽しいです．」
私　「うん，そうか，お腹の具合が良くなったら途中からでも行っていいと思うけど，どう．」
D子「途中からは行きたくない．」
私　「どうして．」
D子「遅刻したくないからです．」
私　「なるほど．」

両親に入室してもらい，しばらくは登校を促さずに通院を優先させることを勧め，いくつかの検査をしながら様子をみていくこととした．

検査では，器質的に異常なく，精神発達検査でも年齢相当であった．小学校5年生の担任教師が両親と来院し，D子の学校生活を語ったが，担任の目からみた限りでは不登校に結びつく原因が学校にはなさそうだ，とのことであった．

D子は，2回目以降母親と2人で通院してきていたが，待合室の2人の様子に違和感を私は覚えるようになっていった．よそよそしさが漂い，D子に緊張感と，母親に所在無さとが見受けられたのである．母子分離面接が必要であると判断し，その旨を2人に話し，通常の通院とは別に母親面接を行うこととした．

私　「お母さんから見て，D子さんが5年生になった頃，それまでとは違う変化に気づきませんでしたか．」
母親「…そうですね，そういえば，よそよそしいというか…それまでは，言いたいことは言っていたように思うんですけど，間を取ってから話しかけてくるようになりました．」
私　「話しかけることを意識しているような…」
母親「そうですね，そう…意識してるような…」
私　「お母さん自身に変化はありましたか．」
母親「…私も意識しているように思います．」
私　「そうすると，気まずさがありますかね．」
母親「小さい頃に比べると，ありますね．」
私　「その小さい頃の話をうかがいたいのですが，D子さんとお母さんの関係は…」
母親「私が…あまり好きになれなくて…」
私　「D子さんを，ですか．」
母親「はい，よく分からないんですが，愛せないというか，一緒にいても愛情が湧いてこないんです．」
私　「そうですか，下の子はいかがですか．」
母親「下の子は可愛いと思います．」
私　「うん，そうすると，下の子との付き合いが多くなっている．」
母親「そうです．」
私　「下の子の性格は．」
母親「天真爛漫ですね．最近は友達と遊びに出かけることが多くなりましたけど．それまでは私に付きまとっていました．」
私　「そうすると，下の子がお母さんとの関係をリードしていた．」
母親「はい，あの子に合わせていればよかったように思います．」
私　「楽でしたか．」
母親「そうですね．」
私　「D子さんはどうですか．」

母親　「何にも言ってこないので，どうやって付き合えばいいのか分からないです.」
私　「そうですか.」

その後の母親面接で，母親自身の生育歴が語られていった．両親と，父方祖父母，そして５歳上の兄の６人家族であった．家庭生活は今振り返るとかなり堅苦しいものであった．テレビは特定の局しか見ることを許されず，食事中の会話は禁止され，感情を押し殺して生活していたのだという．兄と２人で，勉強，風呂，食事など，予定された１日のスケジュールをこなすだけの日々が続いていたように思う．父親は厳格でしつけに関すること以外話をすることなく，母親は父親の命令を従順にこなしていたのだという．中学校に入学した頃，無性に寂しくなることがよくあって，母親ともっと話がしたいという，胸の底から突き上げてくるような感覚がいつもあったように覚えている．でも，無表情に家事に専念している母親をみると何も言えず，好きな小説を読んでその寂しさを紛らわしてきた．夫に出会ったときは，こんなに優しい人がこの世にいたんだと感激した．夫の実家はみんな明るくて，楽しそうにおしゃべりをしながら食事をする．家族で食べるご飯がこんなにおいしいものなんだと初めて知った．結婚しても夫は全く変わらず，いつも穏やかで，そんなに話す方ではないけど，明るい雰囲気を作ってくれる．夫と結婚して本当に良かったと思う．妊娠したと分かった時は戸惑いがあった．理由はよく分からないけど，母になることの怖さがあった．でも，夫がとても喜んでくれて，それで出産する決心がついた．私のことで人が喜んでくれる嬉しさがあったように思う．Ｄ子が産まれてからは，どうやって子どもと付き合っていいのか分からず，夫や義理のお母さんに相談しながらやってきた．正直言うと，Ｄ子は私の少女時代にそっくりで，余計に意識して緊張してしまうように思う．反対に，下の子は向こうから私に近づいてきて，私が話題を考えたりリードしたりする必要がないので気楽でいられる．時に涙を浮かべながら自分の子ども時代を振り返り，親子関係の問題を語っていった．

Ｄ子との面接は，箱庭療法や絵画療法を随時行いながら進めていった．母親希求の思いは，母子をテーマにした作品が極めて多いことからも推測できた．

朝出現していた腹部症状は，薬物療法を併用して約2ヵ月で消失し，その頃から主治医に甘える言動が見られるようになった．同時に自己表出を，幼児的表現ながらも認めるようになり，寂しさや切なさが次々に語られるようになった．その頃の母親面接を示す．

私　「D子さんを愛せないと言っていましたが，今でも同じ気持ちですか．」
母親「そうですね，可哀相に思います．」
私　「可哀相，というのは…」
母親「私に愛されないからです．」
私　「うん，愛せないのは仕方ないですよね．」
母親「あの…学校に行けなくなったのは私のせいでしょうか．」
私　「あなただけのせいではないでしょうが…あなたも，中学校に入った頃，母親と話したいと，胸の底から突き上げてくるものがあったと言ってましたよね．D子さんも今同じ時期に入ったんだと思うんだけど，どうですか．」
母親「…ええ，そうかもしれません．」
私　「自分の思いをどうやって伝えたらいいのか分からないでいる．本当はお母さんともっと付き合いたいのかもしれませんね．」
母親「……」
私　「下の子がお母さんと積極的に付き合っているから，D子さんの順番がなかなか回ってこないのかもしれない．」
母親「ええ，もっと付き合ってあげればいいんですかね．」
私　「どうすればいいと思いますか．」
母親「もっと話をしてあげるとか…」
私　「話ができますか．」
母親「…自信がないです．」
私　「子どもとの付き合いは話をするだけではないと思うんですが．」
母親「と言いますと…」
私　「一緒に同じ時間，同じ場所にいることが基本だと思うんですが．話をすることが緊張感を生み出してしまうのであれば，面と向かうのではなく2人の間に何かを置けばいいと思う．」
母親「何かを置く…」
私「そうです，共通の趣味か何かあればいいのですが．」
母親「…以前，私が編み物をしていた時，興味深げにD子が見ていたことがありましたけど…」
私「うん，それはいいかもしれないですね．D子さんに編み物を教えてあげたらどうでしょうか．」

待合室で，D子と母親が寄り添いながら編み物をしている姿を見たのは，それから1ヵ月後であった．初めはお互い照れがあったようだが，D子の編み物の腕が上がるにつれて母親も熱心に教えるようになったのだいう．編み物だけでなく，料理，掃除などを2人でやるようになり，言葉の掛け合いもでてきたとのことである．D子は1学期の終業式に参加し，2学期からは登校を再開した．

[症例4の考察]

子どもを愛せない母親に時々出会う．母性は至上のものであり，子どもに愛情を感じない自分は異常であると思い込む母親もいる．子どもを授かった段階で自ずから母性が生まれ出るという常識観が，そうした考えを育成している．母であれ，子どもであれ，個として存在するのであれば，交流形態は様々であっていいように思う．母子間の緊迫感は，母親の生育歴を基盤に，自己表出を不得手とする子どもとの相乗反応として形成されたようだ．両者の間を仲介する何かが必要と考えた．本例では編み物であったが，医師患者関係でも編み物に相当する仲介を要するケースは数多くある．特に，言語表出が成熟していない児童では，本例のように箱庭，絵画などの仲介を通じて治療が進展することが多い．

まとめ

不登校症例を４例提示した．思春期心性に関わる例，学校環境に起因する不登校２例，そして母子関係に問題を認めた１例を示し，それぞれ考察した．治療は個々の症例に則したものであり，定型化した治療は存在しない．言ってみれば治療例である．自分なら異なった治療をすると考えることもあろう．私自身最高の治療をしているなどとは到底思えない．実力が伴わないからなのかもしれないが，自分自身が充実できる診療ができるように精進したいと日々思っている．

（松本　辰美）

3.『登校拒否』
−教師の立場から−

文部省の学校基本調査によると，平成10年度中に30日以上欠席した不登校の児童生徒は127,694人で，前年度を21.1%も，上回っていることがわかった.

ここ数年間，マスコミも青少年の深刻な問題として不登校問題を取り上げ，不登校中の中・高校生の姿や生の声を伝えている．彼らは自分はどう生きたらよいのか，学校とは自分にとって何か，友達とは，家族とは，と自問自答し，その言葉からは，家族の問題や生きることを真剣に考えている純粋な人間の姿が感じられる．不登校を起こすまでにはいろいろな要因が絡み合い，一人一人の抱える問題も，その対応も立ち直るまでの過程も全て違う．ひとまとめにしてとらえられない複雑さが不登校の問題にある.

私は現在，小学校の情緒障害を対象とする通級指導教室の専任教師で教育相談係を兼任している．この仕事に就く前は20年近く小学校で学級担任として過ごしてきた．中学校の経験がないので，私の限られた経験の中からしか不登校の問題について述べることができない．書店の教育図書のコーナーには不登校に関する書籍が数多く並び，中には現場教師の著したものもあるので，教育現場での対応や考え方についてはそれらを併せて読んでいただきたい.

A．小学校における不登校の実際

1）直接的な発生起因とその対応

(1)　学校生活への不安

a）「先生が怖い」－感受性の強い子どもたち－

4年生のA子は，2学期早々，学校に行くのを嫌がり集団登校ができなくなった．A子の家庭は，母親と2年生の妹との女ばかりの3人家族だった．ある日の9時過ぎ，A子は母親に車で送られてくるが，しくしく泣くばかりで歩くことができず，二人は校門脇の縁石に腰を下ろし，困っていた．母親はA子を説得しているでもなく叱っているでもなく，母親自身もさかんに涙をふいていた．学級担任が母親の話を聞くと「何がいやなのか聞いても，学校に行きたくないと言うばかりでよくわからない.」と言う．担任は「ここまで来たんだからがんばろうよ.」とA子を励まし，いちばん近い保健室に入れた．A子はじきに落ち着き，その日，何もなかったように普段と変わらず元気に1日を過ごしたが，その後もしばしばこのようなことが続き，担任は学年主任に報告相談した．学年主任は思い当たることがあると，次のような内容の話をした．

9月に入ってすぐ，学年の運動会の行進練習の際，学年主任はA子の手の振り方がだらしない，もっと大きく振れと名指しでひどく叱ったのである．学年主任は中年の男性で声が大きく厳しい指導で，子どもたちには非常に恐がられている先生であった．

学年主任はA子に会い，親近感を持って話をし，経過を聞いた校長はA子に「学年主任の先生は，熱心でいい先生です．恐いところがあるかも知れないが，本当はユーモアがありとても優しい先生だよ.」と話した．この後，A子はほとんどぐずることなく登校できるようになった．

A子は父親のいない女だけの家庭で育っている．母親も気弱で激しく感情をぶつけ合うことなど家庭内ではほとんどなかったのではないだろうか．A子はおとなしくどちらかと言えば暗い性格で，溌剌とした子どもらしさの感じられない子だった．そんなA子には男性教諭の荒々しい感情のこもった叱責の言葉は，指導とは受け取れず，ただの恐怖としか感じられなかったのではないだろうか．A子の心に深く傷をつけることになってしまったのであろう．

1年生のB子は，6月半ばから学校に来るのをいやがり，毎朝母親につき添われて登校するようになった．学級担任は，初めての1年生担任でB子をとても可愛がっていたし，B子の方から担任に甘えてくる様子もみられたので，どうして学校をいやがるのか皆目わからなかった．しばらくたって母親がこう話した．

「B子は先生が『B子！』と呼び捨てにすると叱られているように感じるらしい．わが家ではずっと『Bちゃん』と呼んできて，B子は一度も呼び捨てにされた経験がない．こんなことでと思うでしょうが．」学級担任は，他の子と同様B子を呼び捨てにしていたことを思い出し，親近感をもって呼んでいたつもりであったが，そんなにまで脅かしていたのか，と知り驚く．さっそく呼び捨てを改め，母親と同じように『Bちゃん』と呼ぶようにしたところ，それからはぐずることもなくなり，元気になった．

二つの事例は，感受性の強い子どもにとって，教師の言葉がどれほど子どもの心に影響を与えるかを示している．級友が叱られている場に居合わせただけで，他人事とは思えず怯える子どももいる．

教師は子どもたちのためと思って言葉をかけたり激励したりしているが，子どもの家庭環境や感受性の違いから受け取り方は千差万別で，些細なことでも子どもの不安感情を駆り立たせている可能性があることを考慮し，子ども一人一人の個性の違いに充分留意してあたらなければならないと考えさせられた．

b）給食がいや－小食な子どもたち－

1年生の子どもたちが不登校につながりやすい生活場面が，意外と給食の時間にある．小学校の給食時間はだいたいどこでも45～50分間でこの時間内に配膳と食事と片づけを行う．実際は，1～2年生は給食の準備にも食べるのにも時間がかかるので，担任は10～15分早めに授業を切り上げて給食時間に入るというような対応をしている．

子どもの中には偏食や食事の量が極端に少ない子がいる．食事の問題は家庭のしつけだから指導しなくてよいということであれば，教師は楽であるが，偏食は改善できればそれに越したことはないし，給食が栄養バランスもカロリーも考えられていると思うと何とか全部食べさせたいと教師は思う．食べ残しはいけない，偏食を直させたいとの一途な思いで指導を強める教師がいると，子どもたちにとってありがた迷惑な事態が生じる．

1年生のC子は，身体が小さく食事の量も極端に少ない子どもであったが，母親は入学時，「C子は小食ですから，よろしくお願いします．」と問題が起こらないようにと，学級担任にC子の実状を知らせてきた．初めからこのように子どもの状態がわかっていると学級担任も子どもに負担を与えない対応ができる．

c）持ち物がみんなと違う　－傘・名札－

2年生のD夫は家を出る時，母親に言われて傘を持って出たが，集合場所まで行くと誰も傘など持っておらず，とても不安になってきた．いよいよ学校へ出発することになったが，D夫はどうしても足が動かず，家に帰ってしまった．母親はむずかるD夫をなだめてやっとの思いで校門まで送ってくるが，今度は車から降りようとしない．様子を聞きつけた学級担任は，D夫にやさしく声をかけ「どうしても降りたくないなら，今日はゆっくり休んで明日からまた元気においで．」と言った．翌日，D夫は明るい顔でいつも通り登校してきた．

3年生のE夫は，名札がないと出かけられない子どもであった．母親は常勤の仕事に就き，E夫が出かけた後すぐ出かけなくてはならなかった．E夫が「名札がない．」と言うと，母親は「どうして決めた場所に置いておかないの！」と頭に血が上ったように叱責するのが常であった．1年生から幾度もこのようなことを繰り返しているが，一向に改まることもなく，時々このような大騒ぎとなるのであった．E夫にとって，名札をつけずに学校に行くことは一大事であったが，母親は，名札などなくても構わないではないか，ごめんなさいと言えばすまされる，くらいにしか考えていなかった．

このように，持ち物がみんなと違うということだけで猛烈な不安感に襲われる子どもたちがいる．だいたい，言葉も少なく自己表現が乏しく，学級の中で目立たない子どもたちである．たいてい，母親が子どもの自己判断を待たず，先回りしてあれこれ世話をやきたがることが多いのではないかと思っている．まじめで協調性はあるが，主体性が育っておらず周りの目をたいへん気にする．子どものこのような傾向は，多くは母親の傾向を受け継いでいるとも考えられる．

⑵　交友関係からの不安

a）級友とうまくかかわれない

4年生のF子は10月から，45分間の授業中に2～3度トイレに行き，落ち着いて授業ができなくなった．そのうち登校を嫌がり，家でも登校時間になるとトイレに閉じ込もるようになった．母親はただならぬ事態だと感じ「学校で嫌なことがあるのか.」と問うと，E子は「○○子ちゃんが私をにらむ.」と言った．E子と○○子と△△子は仲良し3人組で，E子はその中でもいちばんおとなしかった．E子と△△子がおしゃべりをしていると，○○子がじろっとE子を見るのだそうだ．E子が友人間の三角関係で悩んでいることがわかった母親は，E子の要求通り毎日学校への送迎を始めた．母親へのまとわりつきもあり，母親の心労は相当なもので，この間，教育相談係の教師が週1回の母親面接を行い，母親を支えていった．4ヵ月後，E子の頻尿は収まり，元気に通学班登校できるようになった．何となくしっくりしていなかった母子関係も，この時には温かいものが通い合うようになっていた．

E子の登校渋りの直接的な原因は友人とのトラブルであったが，母親は面接の中で，幼少期のE子との希薄な母子関係や自分自身が実母に甘えられなかったことを語った．頻尿を伴った登校渋りを起こし，母親に朝夕送ってもらうなど母親との密着した関係を経て，E子は再び仲間の中に入っていけるようになったのである．

中学年以降，このような友人関係のトラブルが多く発生し，特に女子の間には陰湿ないじめ問題も絡んでいることがしばしばある．大人から見たら，些細なことであっても，級友から蔑視されたり仲間はずれにされることほどつらいことはないというのが，この時期の子どもたちの心情にはある．E子の事例は，同年齢の友人との間に安定した関係を築き，社会性を獲得していく時期にもう一度母親との関係を確認した事例のように思える．

b）班長をやりたくない

6年生のF夫は6月半ばから急に欠席し始めたが，熱心な学級担任の聞き出しにより，通学班長としての仕事を負担に思っていることがわかった．素直で気持ちのやさしいF夫は，内弁慶で，家ではわがままを言いたい放題であった．1年生のころからも，時々登校をぐずり母親を手こずらせていた．

学級担任は，班長の仕事を全うさせることでF夫に精神的な強さが身につくかもしれないと思いながら，欠席が増えることを気にしていた．F夫のような小心の子どもにとって欠席を重ねることは，休み明けの登校時に心の負担をかけ，連続欠席につながるのではないかという心配がある．休んでいることで別の不安（休んでいたことを，級友に問われたらどう答えようかという不安）が起こり，ますます動けなくなってしまうということがあるからである．早急に対応しなくてはいけないとの思いで，学級担任は，F夫と話し合って通学班長を変更させた．

この後F夫は，一度も欠席することなく学校に来るようになった．班長という重い責任から解き放たれて，安心して登校できるようになったものと思われる．

c）いじめられる

3年生のG夫はキャラクターのカード集めに熱中していて，帰宅後，近所の同級生や上級生とカードを見せ合い交換する遊びをさかんにしていた．ある日G夫は，上級生から意にそわない交換を強いられ，断ることができず泣き泣き承諾した．このことはG夫にはどうしても忘れられない出来事となり，再びこういうことがあるかも知れないと思うとどうしてもその上級生に会いたくないと思った．この地域でも通学班登校がならわしになっていて，登校中もカードの話でもちきりであったため，G夫はますます家から出られなくなった．

両親は，当初ただの怠けで学校に行きたがらないと思い込み，嗅くG夫を毎日引きずって教室まで入れた．G夫の抵抗はエスカレートし，家庭内暴力に近い状態にまで発展してしまった．G夫が登校できるようになるまでには1年近くかかったが，父親がＧ夫への理解を示し，やがて学校に戻ることができた．

学校生活で直接的に子どもが訴える不安は表面的なもので，その奥にはさらに深い家族の人間関係や，幼少時の母子関係がかかわっているであろうと考えられるが，学級担任の立場ではそのようなプライバシーに関する情報が得られにくく，そこまで立ち入ると保護者との関係を損ねることもある．だから，直接的な子どもの訴えを中心にして，それを保護者と連絡をとりながら解消していくというのが，学級担任の一般的な対応である．

⑶　家庭生活からの不安

ａ）赤ちゃんが生まれた

１年生のＨ子の家では，夏休み中に弟が生まれ，Ｈ子は９月から頭痛を訴え動かなくなった．そして，家中を這い回り「バブーバブー」と手足をばたつかせるなど，まるで赤ちゃんのようになってしまった．突然のことに母親は動転しながらも，何とか登校させようとＨ子を車に乗せるのだが，Ｈ子は大暴れで「学校は嫌！お母さんがいい！」とわめくのだった．学校を休ませたくない母親は，毎日車で送ってきて２～３時間目まで授業をＨ子と一緒に受け，Ｈ子の様子が落ち着いたところで帰宅していった．

Ｈ子の幼児返りは，赤ちゃんが産まれたことにより自分も赤ちゃんのように母親に抱かれたい，手厚い保護を受けたいとの無意識が作用しているのではないかと考えられた．母親が落ち着いた精神状態でＨ子に接することができるような援助が必要であろうと考え，Ｈ子は学級担任が，母親には教育相談係の教師が週１回の母親面接をし，分担して対応することになった．母親は４ヵ月間毎日車で送り届け，その後の３ヵ月間はＨ子とともに歩いて登校し，実によくＨ子の気持ちに添って努力した．

Ｈ子は母親の思いを糧に１日も欠席せず，おとなしくまじめないわゆる『良い子ちゃん』であったが，人なつっこく快活になり，３年生では学級のリーダーとなったのである．甘えを通した母親との密着した関係が，人格の変容をもたらすことと子どもの心の成長に大きな意味があることをこの事例は示している．

b）両親の不和

I夫は3年生から登校渋りがあったが，学級担任はI夫の母親へのまとわりつきを単なる甘えと受け取り，I夫の甘えを断ち切るためには厳しく接した方がよいであろうと考えた．担任はぐずつくI夫を母親から引き取ると，がっちりとつかまえ，母親の後追いを阻止するのであった．母親の姿が見えなくなれば，そのうちあきらめるだろうと学級担任は思っていたが，I夫の抵抗はますますエスカレートし，3学期になるとがんとして車から降りなくなってしまった．母親は校門から携帯電話で学級担任を呼びつけ，担任がI夫をつかまえたと見るやいなや，車を発進させて消え去り，I夫の興奮度はますます激しくなった．母親の車を追いかけ，時には家に向かって走り出すのであった．

4年生になっても状況は悪化する一方で，教育相談係の教師がこの事例にかかわることになり，I夫の家庭環境について次のようなことがわかってきた．I夫の母親はI夫が3歳の時に離婚し，現在の夫と再婚した．その後，夫との間に1子をもうけたが，仕事中心の夫への不満と子育ての疲れから母親は離婚か家出かと真剣に考えていたのである．母親は教育相談係の教師との面接を重ね，徐々に安定し，ストレスを抱えながらもパートの仕事に熱中しだした．以前よりは家族で出かけることも増え，一家団欒の時間が少しはもてるようになったと，母親は話し，母親の安定と同時に，I夫のまとわりつきは減り，4年生の半ばには通学班での登校を始め，以後，落ち着いた．

I夫は，母親の不安定な心の状態を直感的に察知し，自分が学校にいる間にひょっとしたら母親が姿を消してしまったらどうしよう，そうなれば，生きていけないと思うほどの大きな不安が襲っていたのだろう．母親から引き離されたI夫が，「息ができない！もう死んでやる！」と叫んでいたのを思い出す．

教師の中には子どもの甘えを怠惰のように感じ，厳しく鍛えればよいと思っている人は少なからずいる．しかし，I夫のように分離不安が激しい時は，家庭の中に何か子どもを脅かす変化が起きていないか保護者（特に母親）と話し合いをする必要がある．学級担任がそのような話し合いに慣れていなければ，親面接の経験のある教育相談係の教師と連携しながら対応していくことが大切だと思う．学級担任が無理をして一人で問題を解決しようとせず，複数教師による多くの視点で問題を多面的にとらえることで問題が明確化されることがある．

子どもがおかしな行動をする時は，行動そのものの改善を図るだけでなく，どうしてこのような行動をするのか子どもの立場になって考え，周囲の大人への何らかのメッセージかも知れないと考えてみることが大切だと思われる．それは時には，親や教師の生き方にかかわる問題を示唆していることもある．I夫の事例の場合は，I夫が登校渋りを起こしたことで，母親が子どもと真剣に関わり，自分のこれまでの人生とこれからの人生を考え始め，崩壊しかけていた家庭が再び機能し始めたことにより，改善されたのであろう．

c）母親の問題－嫁・姑間の葛藤－

妹が生まれた保育園時代にも半年間登園拒否をしていたJ夫は，1年生の秋から再び母親につき添ってもらえないと登校できなくなり，次第に学校に来なくなった．2年生になっても好転せず，学級担任は不安を感じ教育相談係に母親面接をしてほしいと依頼した．そこでは次のようなことがわかってきた．

同居の舅と姑は，J夫が学校を休んでいるのを近隣に対して恥ずかしいことだと言い「学校を休んだ日は，どこへも遊びに出るな．」と外出を禁止した．舅姑の指示に母親も同調した．姑に気を使い，一日も早くJ夫を学校に行かせるため，J夫を叩いたり引きずったりしたが，J夫も負けずに母親を叩き返し，壮絶な親子戦争が毎日のように展開していたのであった．「こんなにやられれば普通は動くのに，もうJ夫の言う通りにするしかない．」と母親は観念し休ませる決心をした．J夫のしつこいおねだりや暴力に，母親は初めの対応を誤ったと後悔しながら，これまで我慢してきた舅姑への鬱憤を次々と吐き出した．嫁より嫁いだ娘（義妹）へのサービスを欠かさない姑への不満や義妹への対抗心をむき出しにし，J夫のことに関しても口出し過ぎると言い切り，しだいに子育ての主導権を握っていった．このように子どもの問題がきっかけとなり，母親や父親が祖父母と対立し，世代交代が行われ家庭が収まっていく場合がある．

(4) 怠学

不登校の状態を，学校に『行きたくても行けない』『決めて行かない』『何となくぶらぶらしていて行かない』とするならば，怠学とは三番目の状態である．

はっきりした理由も身体的な症状もなく，心の葛藤も少ないのが特徴である．

a）家庭環境から

K夫は入学した時すでに母親とは離別していて，8歳年上の長兄と3歳上の次兄の4人家族で男ばかりの父子家庭であった．K夫は姉がいると言っていたので，母親が姉を連れて去ったのかも知れない．学費は延滞ぎみで，あまり裕福とはいえない生活を送っていることが察せられた．K夫は特に秀でることも劣ることもなく目立たない子どもだったが，4年生になってやや欠席が多くなった．5年生から急に遅刻が増し，9時あるいは10時ごろとぼとぼと歩いてくるのであった．担任が尋ねると，「誰も起こしてくれなかった．起きたら家には誰もいなかった.」と言う．朝食を食べてきたことはほとんどなく，缶ジュースを片手に持ちながら登校することもあった．学級担任は「遅刻してでもちゃんと学校に来るからえらい．それ以上，宿題をやってこいだの，忘れ物をするななどあの子には言えない.」と，時には弁当を買い与えK夫を陰で支えていた．6年生になると極端に欠席が増え，しだいに登校する日数の方が減ってきた．学級担任が呼びに行けば何とか出てくるのであったが，登校しない日は，窓から外をぼうっと眺めていたり寝ていたりで特別したいことがあるわけではなかった．深夜までTVゲームで遊んでいることが多く，しだいに生活リズムが学校のリズムとずれてしまっていた．温かい家庭がないK夫が，生気をなくしてしまうのは無理もないことだと心配しながら，学級担任は卒業させた．

b）本人の怠け

L夫の両親はパチンコ狂で，稼ぎがないわけではないが，そのほとんどはパチンコ代に費やし学費の納入は常に滞りがちであった．L夫の兄も姉も中学生で，二人とも学校には行かず，ぶらぶらと過ごしていた．雨が降ると両親は仕事が休みになり，家族総出でどこかへ出かけることが多く，L夫は学校にはこない．

L夫の家庭や両親の考えはよくわからなかったが，学校に行くということに対してそれほどの価値を認めていなかったのではないだろうか．L夫の怠学傾向は，L夫本人の怠けというより，家庭における両親の学校教育に対する関心や期待が低いことに起因していると思われる．

子どもは良くも悪くも最も身近な親をモデルとして育っていく．おそらくその親も育つ過程でそのように育ってきているであろうから，人生観や価値観は知らず知らずの間に，親から子へと確かに受け継がれていくのではないだろうか．人生にはいろいろな生き方があり，子どもの教育に関してもいろいろな考え方があることを，多くの子どもたちと接してきて考えさせられる．

2）不登校の状態像

(1)　身体症状

学校にいて不安感や緊張感があると，子どもたちは保健室を訪れることが多い．「頭が痛い．おなかが痛い．吐き気がする．」と訴え，検温すると微熱のある場合もある．このような症状に対しては心因性のものかも知れないと考えながら，養護教諭は子どもの手当てをする．1日の間に何度も保健室を訪れたり，毎日のように来室する子どもの場合，養護教諭は学級担任に保健室での訴えや様子を話し，学級での集団生活の中で何かストレスを感じていることがないかと，最近の変化を話し合う．その結果，家庭に伝えた方が好ましいということになれば伝え，親を巻き込んで話し合いをすることになる．いろいろな情報を照らし合わせて一時的な緊張状態なのか不登校の兆しと考えるか，子どもの訴えをどう受け取るかと話し合いを深めていく．

不登校の兆候としては，ひどい下痢や発熱，頻尿などの症状がみられる子どももいる．その他，夜尿が突然始まったり，視力測定では異常ないのに黒板の文字が見えないと訴えたり，ひどいアトピー性皮膚炎になったりした子どももいる．だいたいの親はこのような症状が出ると，心配して病院を訪れることが多いと思われる．

学校でできる対応としては，子どもにいつも以上目をかけ，不安感や緊張感を和らげる努力をすることである．家庭に対しては，学校生活の様子をできるだけ伝え，必要以上の不安を取り除き，安定した心もちで子どもに接してもらうよう親（特に母親）を支えることである．このような対応ができるためには『親と教師の信頼関係・家庭との協力体制』が大切で，親と教師が，心を通い合わせて子どもの成長を見守るための大切な基盤であると思っている．

(2) 抑うつ的

学級担任は子どもの生活を全て掌握できるわけではないが，毎日6～7時間生活をともにしているので，子どもの表情や行動の変化は意外によくわかるものである．何となく顔つきが暗い，学習への意欲がない，忘れ物が急に多くなったなどは，子どもの心の状態を表す変化として考えられる．高学年の子どもの中には，不適応状態になると級友から離れ一人で放課時を過ごしたり，図書室へ頻繁に足を向けたりする子どもがいる．

このような様子がみられた時，何か悩みがあるのか尋ねてみると，「別に….」とはっきりした言葉が返ってこないことがほとんどである．どう言葉で言い表したらよいかわからないというのが本当のところであろう．学級担任や教師ができることは，他の子と同じように全てやらせようとせず，少し寛容に接していくこと，言葉かけを多くして目をかけていくことである．

(3) はっきりした拒否

ある日突然，学校に行きたくないと言い張ったり動かなくなったりする子どもがいる．私の経験では，発熱が数日間続いてやっと下がって，さあ今日から学校へ行けるぞというような，病み上がりにそういうことが起きやすい．子どもがどのような心理状態でそうなるか，よくはわからないが，病気によって母親の手厚い世話（スキンシップ）を受けたことで，潜在的に求めていた母親との密着した関係を欲する気持ちが抑えられなくなり，行動化したというように感じられる．

小学校の高学年から中学生・高校生の中には精神性の高い子どもがいて，依存的な自分から脱却し自分の思うように生きてみたいと考え，自らの意志で学校へ行かないという場合がある．学校での集団生活に意味を見いだせなくなり，規制のない自由な生き方をしたいという子どもたちである．このような子どもたちの中には，親たちもそれに近く，独立心旺盛で，世間体を気にする妥協した生き方をしていないことがある．親が子どものそのような行動を理解すれば，それほど問題は大きくならないが，親子で考え方に相違があると壮絶な親子の葛藤が生じ，学校へ行く行かないは人生をどう生きるかにまで発展する大きな問題となることがある．

私は，このように人生観を真正面からぶつけ合うことは，親子の関係を越えた人間対人間の真摯に生きることを自問する大きな節目だと思う．子どもの不登校の問題を親たちが真剣に考えた結果，親子の絆が一層深まったり，親自身がいきいきとした生活を送ったりできるようになったことを，いくつかの事例にみることができる．

B．不登校への対応

学校では不登校の子どもたちへの対応を，次に挙げるようないろいろな立場の教師が行っている．ケースに応じてさまざまな取り組みが必要で，一人の教師が単独で対応することもあれば，複数の教師が連携しながら対応することもある．どちらかと言えば，学校では後者の場合の方が多い．

１）学級担任としての対応

はじめに，登校渋りあるいは不登校の子どもが学級に現われた時，学級担任としてどのような心情が生じるのか，述べてみたい．これは意外に一般の方々には理解しがたいものがあるように思う．

小学校の教師は，学級担任として１学級を任されると，学級の子どもたちと毎日６～８時間共に生活することになる．全ての教科指導の責任を負うと同時に，学級成員の子どもたちの生活指導も全面的に任されるわけである．この全責任を負っているということは，教師としての意欲とやりがいを駆りたてる大きな要因であるが，それがために独善に陥る危険性もあり教師自身も気づきにくい落とし穴とも言える．

その危険性とは，学級の子どもたちをわが子のように感じてしまう教師の心情であり，熱情のために自分がやらなくては誰がやるのだと思いこんでしまう．このような気持ちは多かれ少なかれどの教師も持ち備えているものである．まじめで人一倍責任の強い担任教師の学級に不登校の子どもが現れると，担任にはどういう思いが生じるであろうか．おそらく次のようなものではないだろうか．「ついに，私の学級にも不登校の子どもが出てしまった．私が手を打って，何とか学校に来させるようにしなくてはならない．どうしたら明日学校に来るだろうか.」「私に何か落ち度があったのかも知れない．一体私のどこが悪かったのだろう．校長や同僚はこのことをどう評価するだろうか.」「もしこのままずっと不登校が続き，社会に出ていけなくなったらどうしよう．私の責任だ.」

目の前の学校へ来ないという現実の姿だけを大きくとらえ，どうしたら学校に来させることができるかという観点で思いをめぐらせがちである．さらに言えることは，小学校では前述したように全生活を担任教師と子どもが共にしているため，いつもいる子どもの姿が何日も続けてそこにないと，教師は，心にぽっかりと空洞ができたような何とも言えないさみしさを覚えるものである．このような密着型の教師と子どもの関係は，特に小学校では多くの場面で見られる．密着型の関係の是非については一概に述べられない．担任教師の熱情が子どもの不安を和らげたり，母親の代理を担わされたりすることで，長期欠席にならず元気を取り戻した例もあるし，反対に，「そのうち保護者がしびれを切らして登校させてくれるだろう.」と楽観視していて，家庭内暴力に近い状態にまで発展してしまった例もあるから，どっちに転ぶかは結果を見ないとわからない．

別の視点として，担任に不安感情を与える要因の一つに，校長の不登校の理解の仕方が挙げられる．ある校長は，「自分の学級から不登校の子どもを出さないように学級経営をしっかりとやってください.」と話すのが常であった．激励する意図であったと思われるが，あたかも学級経営のまずさが不登校を誘発するかのように聞こえた．このような考え方の管理職のもとでは，不登校の子どもが現れた時，教師は自分の学級経営に対する評価が下がることを覚悟する．そして，問題を一人で抱えて奮闘し，ますます多面的な問題のとらえ方から遠ざかってしまうことになるのである．

校長だけでなく職員室の雰囲気も教師に少なからず影響を与えている．お互いが尊重し合い，問題に対して好意的に前向きに聴き合うといった和が保たれていると，子どもの問題を話題に出しやすい．教師間に牽制し合うような競争意識が潜んでいると，不登校の子どもの出現は不名誉なことであり，あたかも自分に非があるかのように感じてしまい，問題を一人で抱えて悩むということにもなる．

学級担任の実際の場面での対応を述べる前に，学校という組織の中で，学級担任自身もさまざまな人間関係の絡みの中で，子どもたちの不登校の問題に対処していかなくてはならないことに触れておきたかった．

では，学級担任は実際にどのような対応をするか，ケースバイケースであるが，私の知っている範囲で述べてみたい．

⑴　欠席が始まった時

子どもが欠席する時は，保護者からその理由が連絡されることがほとんどであるが，連絡がない場合は担任の方から早急に家庭連絡し，欠席理由を確かめる．この時，「ぐずぐずしていて学校に行きたがらない．」「朝，けんかをして動かない．」などと病欠以外の理由を率直に話してくれる保護者もあれば，「今日は都合で休ませます．」と言葉をにごす保護者もある．担任はこの時，理由のない欠席や発熱のない頭痛や腹痛は，精神的なストレスかも知れないと考える．

だいたいの子どもは，１～２日の欠席で元気に顔を見せるようになるが，欠席後の登校日には多少の緊張や不安がある．担任としては「治ってよかったね．」などと声をかけて気持ちをほぐすようにしている．理由のない欠席が３日続くと，教師はちょっと心配になる．私の勤務した地域では，『３日休んだら家庭訪問をする』というのが指導の基本とされていて，授業後，担任は子どもの様子を伺いに出向く．３日も休まなくても，最近では欠席した日の夕刻，自宅に電話し本人と話をして様子を確かめたり，翌日の連絡を知らせたりすることが多くなってきた．これだけ不登校が増えると，兆候の出ないうちに子どもとのよい関係を十分保っておきたい気持ちがあり，教師も神経質に構えてしまうのである．

⑵　遅刻・早退が多くなった時

本人一人が登校時間に遅れて来る場合は，親が子どもを起こさなかったり朝食の支度がしてなかったり，家庭の事情がある場合が多い．子どもは元気なくとぼとぼと登校して来るので，教師はできるだけ温かく迎える．こうした子どもたちの情報は職員間ですぐ伝わり，担任以外の教師も言葉をかけて励ましたり陰から支えたりすることが多い．

登校時母親につき添われて来る子どもは，分離不安の場合がある．母親の手や服をしっかりと持ったまま頑固に離そうとしない．担任が無理やり離そうとしたり，母親が逃げるように帰ってしまうと，子どもは大声で泣いてわめいたり母親を追いかけたりする．本当に自宅まで帰ってしまう子どももいる．このような登校渋りは，低学年の学期初めにしばしば現れ，子どもの様子と母親の気持ちを考え，また担任の裁量で次のような方法で対処している．

・保健室や相談室で気持ちが安定するまで母子で過ごしてもらった後，担任や級友が教室まで付き添って行く．
・担任が出迎えて，母親から子どもを受け取り，教室まで連れて行く．
・担任が子どもを受け取り，泣いてもわめいても母親には帰ってもらう．担任は子どもの興奮がおさまるまで，一緒にいる．
・担任以外の職員室にいる教師が子どもの相手になり，気持ちが落ち着いたところで教室まで付き添って入る．

登校渋りの子どもたちは，いったん教室に入ってしまえば，登校時の緊張と不安がうそだったように，普段と変わらず元気に遊び勉強する．だから，母親から担任への引き継ぎをいかにスムースに行うかという点で，担任は精力を使う．分離不安の場合，母親の方が子どもへの分離不安を伴っていることがあるので，担任は，その日の学校での様子を母親に伝え，安心してもらうようにする．こうして，根気強く子どもの不安とつき合っていくうちに，徐々に子どもは元気を回復していくことが多い．以前は，力づくでも子どもを連れてくる母親や，時には父親がその役目を果たしていたが，最近は，母親自身がどうしてよいかわからず泣いている姿を見かけるようになった．

私の経験では，低学年の時期に，登校渋りで周りの大人を手こずらせた子どもたちは，ほとんど重い不登校になることはなかった．

(3)　欠席が長期になった時

担任として子どもにできることは，「決して君のことを忘れていないよ．」というメッセージを送り続けることである．同時に，母親にも学校は見捨てていないという思いを伝えるように努力する．子どもが登校や勉強について過敏に反応する時は，控えなくてはならないが，担任教師と子どもが絆を持っていることは，子どもが登校してきた時の心の拠り所ができるという点で必要なことだと考えている．

登校刺激はいけないという考えが，なぜか一般化されるようになってきているように感じるが，長期欠席後の復帰の困難さを考えると，私は，学校を休んでいることを安易に受け入れるのはどうかと思う．登校刺激はしないでおこうと思っているのは，実は教師ではなく，不登校児童を抱えた母親たちではないだろうか．どうしてよいかわからず，真正面から対決するのを避け，そのうち時期が来たら行くかも知れないという母親の逃げが，そこに表れているように感じる．教師はできるかぎりの努力をして，長期欠席にならないようにしている．

長期欠席になってしまった時は，家庭での親子関係が悪化しないように母親への援助をどうするかについて考えなくてはならない．教師にできる限界があるので，学校だけでは対応できないと判断した場合は，誠意を込めて専門機関を紹介することもある．

2）養護教諭としての対応

多くの子どもたちは体の変調を感じると，保健室に行きたがる．集団生活の緊張から抜けられ，ほっとできる場所が保健室であり，そこにはにこやかに迎えてくれる養護の先生がいて，体温を計ったり薬をつけたり包帯を巻いてくれる．

養護教諭が他の教員と大きく異なっている点は，子どもの能力や活動を評価しない人であることである．集団の中では，どうしても時間に追われみんなと同じペースでついていかないといけない．じっくり考えたりゆっくりペースの子どもの中には相当な負担がかかっているであろう．子どもたちの成長には波があるから，頑張れる時とそうでない時がある．教室には行けないが保健室になら居られるという保健室登校の子どもたちがいることは，養護教諭の独自の立場を考えると容易に理解できる．

子どもに厳しさばかりを要求する教師から，「保健室は逃げ場所に過ぎない.」と言われていた時期も以前にはあったが，現在では保健室が心を病んでいる子どもたちの安らぎの場所で，メンタルケアの側面を担っているという事実は多くの教師が承知していることである．養護教諭の先生方の教育相談研修もたいへん高まっていて，不登校の子どもたちの心理を担任教師とは異なった視点でとらえたり，担任には見せない心の不安や葛藤を養護教諭には心を開いて見せるということもよくある．

不登校の中の何人かは保健室で元気を取り戻して，教室復帰している．学校にとって保健室と養護教諭はとても重要な存在である．

3）教育相談係としての対応

近年，子どもたちのさまざまな不適応行動が増加してきていることに伴い，学校には校務分掌として教育相談係が設けられるようになってきた．特に，中学校や高等学校では係だけでなく，教育相談部が組織の中に位置付けられ，学校全体の中でその機能を果たしていくことができるように定期的な部会や事例研究会が行われている．この形態は小学校にも移行しつつある．

教育相談係は，担任とは異なった立場から不登校の子どもたちに個別に対応したり，その保護者との面接相談を行っている．学級担任が一人で不登校の子どもを抱えて奮闘するという以前の対応から，校内で複数教師が連携をとりながら子どもの問題を多面的にとらえながら対応していくようになってきた．子どもには担任がアプローチし，母親の不安を聞いていくのは教育相談係，というような役割分担がなされ，両者がいい関係を保ちながらよりよい援助の道を探ろうと努力している．

教育相談係の教師のカウンセリングに対する研修意欲は，ここ数年の間に急速に高まりさまざまな心理テストや心理療法を学び，それを面接の中に取り入れている教師もいる．専門的な研修をしていかなければ，教育相談係の教師自身も子どもや保護者と同様右往左往するばかりで道は開けないとの思いが強く，必要に迫られてのことである．カウンセリングの知識や方法を概念的に知りたいのではなく，体験的・実践的に学びたいので，講義よりも事例研究を通して学んでいる教師の方が圧倒的に多いのではないかと思っている．私も各種の研修を受けているが，事例研究によって，子どもの問題行動の理解やその背景について多くのことを学んだとの思いが強い．

教育相談係の教師がカウンセリングの力量をさらにつければ，学級担任を支える立場になれるであろうし，不登校への初期対応がもう少し適切にできるであろうと考えている．残念なのは，その研修の機会や場が非常に少ないということである．大学の臨床心理分野の先生方の中には，このような教師の要望に応えて，教員対象の公開講座や事例研究会を開設してくださり，時には直接事例のスーパービジョンもしてくださるようになった．たいへんにありがたいことである．

教師としてできることには限界があるので，その限界をしっかりと見極めながら，できる範囲の対応を専門家のお力をお借りして進めることができたら本当に心強い．現場教師と専門機関あるいは医療機関，大学（特に教員養成大学）が連携できるようなネットワークがさらに広がり，それが一般化されるようになったら，どんなにか教師は不登校をはじめとする子どもたちの問題に取り組みやすいだろうと思う．

4）通級指導教室担当者としての対応

私は現在，小学校の情緒障害を対象とする通級指導教室の専任教師で，今日まで不登校をはじめ，さまざまな不適応行動や問題行動のみられる子どもたちとその保護者との個別面接を行ってきた．通級指導教室担当者として不登校の子どもたちにどのような対応をしているかについて述べる前に，「通級による指導」について説明しておきたい．

(1)「通級による指導」とは

「通級による指導」は平成５年１月，文部省の告示により制度化され，４月から全国で一斉にスタートした特殊教育の新しい形態である．特殊教育ではあるが，あくまでも通常の学級に在籍する知的な遅れのない，言語障害・情緒障害・弱視・難聴・肢体不自由・病弱および身体虚弱の子どもたちを対象としている．「通級による指導」を行う場が通級指導教室で，登校から下校まで生活を共にする学級集団ではなく，あくまで指導を受ける時間帯だけ（学級を離れて）来室する教室である．通級指導教室で行う特別の指導は，教科の遅れを補充するものでなく，直接的に障害（不適応）の状態像の改善を図るものである．

「通級による指導」の時間は正規の授業時間として教科の授業に替えて行うことができ個別指導が中心である．教科授業を何時間も受けないのでは，子どもも保護者も不安が生じるのは当然で，「通級による指導」の時間は週あたり１～３時間と決められている．

⑵　本校の通級指導教室の運営

ａ）通級児童

本校の通級児童は，場面かん黙・多動・孤立・遺尿・頻尿・吃音・登校渋り・粗暴など心因性の問題を抱えている子どもたちである．発達障害である自閉症と診断されている児童はいないが，通常の学級で学習し生活できる程度の自閉的な傾向のある児童はわずかであるが含まれている．

ｂ）通級指導教室の適応指導

私は，軽度の情緒障害とは，集団の中でうまく自己表現できなかったり対人関係がうまくとれなかったりすること，つまり集団への適応に問題があることと理解し，通級指導教室では不適応状態の改善をめざしたいと考えた．不安感や緊張感を抱えている子どもたち一人一人に合った対応をしていくには，子どものありのままの姿を受け入れることから始め，子どもとの温かい信頼関係をつくることであろうと考え，そのためにはカウンセリング的なアプローチが最も適切であろうと考えた．

ｃ）心理療法（遊戯療法・箱庭療法）の導入

言語表現の未熟な児童期の子どものカウンセリングは遊びを介して行うことがほとんどである．教育センターや相談機関で情緒障害児や不適応行動のある子どもたちに対して行われている遊戯療法を通級による指導に適用することができないものかと考えた．通級による指導は，授業中抜け出ることと担当者との一対一の対応が制度で保証されているので遊戯療法を進める場合の面接構造が整えやすいという利点があった．

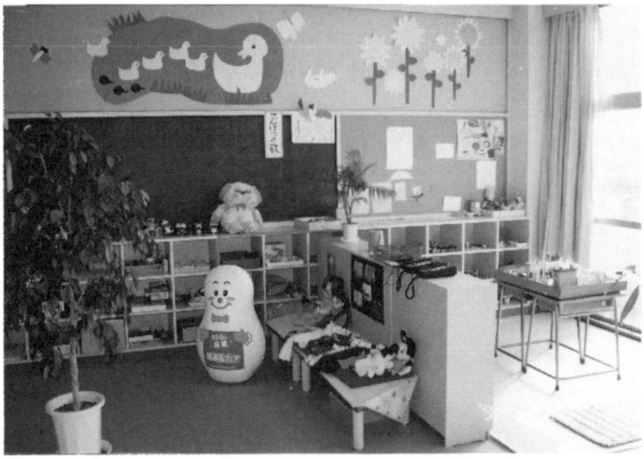

図3　通級指導教室はプレイルームになっている．

本校より1年前に，近隣の市で情緒障害を対象としている通級指導教室が指導を開始していて，施設見学をした際，箱庭療法セットが目に留まった．当時の担当者は「遊具の一つ」と語り，私はあまり深く考えもせず遊戯療法を進めるための玩具の一つとして，箱庭も導入することにした．後になって，箱庭療法は遊戯療法と併用することが多く，効果があがると知った．

まず，通級指導教室の床全面にカーペットを敷き，明るくあたたかい雰囲気のプレイルームとした．そして，子どもたちが自己表現しやすいように多くの玩具を用意した．

・定期的なスーパービジョン

安易に導入できると考えた遊戯療法であったが，子どもたちが元気になっていくのと裏腹に私の方は不安ばかり募って夜も眠れなくなってしまった．遊戯療法を導入するにあたり相談にのっていただいた愛知教育大学の金森正臣教授に行きづまり状態を話すと，東海箱庭療法研究会を主宰しておられる椙山女学園大学（当時愛知教育大学）の西村洲衛男教授を紹介してくださった．西村教授のスーパービジョンを，初めの2年間は週1回2時間，以後は間隔を少し空けて受けることができ，現在に至っている．一教員が教育現場で心理療法が進められるはずはなく，通級指導教室での遊戯療法と箱庭療法の実践は両教授の絶大なご援助に支えられていると言っても過言ではない．

(3)　不登校への対応

通級指導教室担当者から不登校の子どもたちへの援助は，ほとんど初期段階で対応が始められる．通級指導教室で行っている適応指導は校内の職員に理解されているので，登校渋りや突然の連続欠席（心因性の不登校）が生じ，個別の対応が必要だと学級担任が判断すると，通級担当者に相談が持ちかけられる．全てのケースが持ち込まれるというわけではなく，学級担任が自分で対応できると判断すれば，子どもへも親へも学級担任がアプローチしている．

校内の会議で子どもの状態と学級担任の意向が協議され，学校長が通級による指導を受けさせることが適切であると判断すると，通級による指導（遊戯面接）が開始される．その際，親の同意が得られていることが大前提で，これが得られない場合は指導を見合わせるようにしている．子どもの遊戯面接と同時に，母親面接も開始するようにしている．

通級指導教室で行った不登校児の事例については後に記す．

5）専門機関との連携

不登校の状態が重かったり疾病が伴っていて学校内では対応が難しいと判断した時，公立の児童相談所，教育センター，病院，私設の心理教育相談所などの専門機関を紹介することがある．この場合学校側が気をつけることは，誠意を持って紹介することである．親の中には学校の先生に見切りをつけられたと思い，学校への不信感をもつ人もいるからである．どのような場合でも，家庭と学校との信頼関係が基盤にあってこそ子どもたちに接していけるのだと思っている．

C．通級指導教室のカウンセリング

1）症例１：A男，11歳，男子．

⑴　症例の概要

ここに示す症例は５年生の１学期半ばから欠席し始め，卒業までほとんど教室に行けなかった不登校児の通級過程である．本症例は，通級指導教室の『箱庭』に興味を示し，卒業まで通級指導教室への来室は続いた．本症例の約２年間にわたる苦しい『自分さがし』の過程を，箱庭作品を中心に振り返る．

a）本児　A夫11歳（小学５年生）男児．自発性，意欲が乏しく自分から行動することができない．人前で話すのが苦手．与えられた仕事はきちんとやる．

b）家族　父親（会社員），母親（主婦），弟（小３），妹（小１）の５人．

c）通級時間　５年生の７月から６年生の５月までは不定期に来室した．その後，週２回（各45分）時間を固定して遊戯面接した．

⑵　経　　過

面接回数は64回，#は面接次数，Tは通級担当者．＜＞は担当者の言葉．

【第１期－X年７月　#１～２】混乱の時期

初回，A夫は母親と保健室に来室．Tが通級指導教室に誘うとついてくる．室内を一巡した後，突っ立っている．その後，箱庭玩具棚の前でしゃがんで玩具をじっと見る．全てが重々しく動けない感じ．#２，『箱庭１』を作る．

★母親面接１回目　7/16　母親自身の中学時代の不登校の話．「私は施設に入って卒業までいたが，家に居るよりよかった．」の言葉が心に残る．

２学期始業式の日，母親に連れられて保健室に来る．A夫は養護教諭やTの言葉に全く反応しない．

【第２期－X年９月～X＋１年３月　#３～６】教育センターの適応教室に通う時期

適応教室に9月から翌年3月半ばまで通い，その間，A夫は運動会・もちつき集会には母親とともに顔を見せ，いつも母親のそばにぴったりと寄り添っていた．通級指導教室にはこの時期，4回来室した．#3，授業参観で母親が来校するのに合わせて誘うと来る．＜適応教室が休みになる土曜日は，時間をあけておく．いつきてもいいよ.＞と話す．以後，3週続けて母親の送迎で来室する．内2回は箱庭を作る．

★母親面接2回目　10/14「A夫は小学校に入ってもおねしょが治らなかった．弟たちが1年おきに産まれ，忙しくて，A夫の面倒があまり見てやれなかった．よその子と比べて遅れている，とずっと怒って育ててきた．今，内職をやめて夜A夫と一緒に寝ている.」A夫とのかかわりを幼少期に戻って話す．密接な親子関係を修復しているように思えた．

★母親面接3回目　10/28「いつも子どもを怒るのは私．男みたいなもん．夫は，私たち母子4人の中には入れない．最近またパチンコを始めた．お父さん大好き，と言う子がいるけど，信じられない.」と夫への不満を語る．

★母親面接4回目　11/4「私は中学時代に九州から越してきて，言葉も違い友達もできなかった．父母はけんかが絶えなく，母とは早くに死別した．父・兄との生活だったが，帰宅しても誰もいなく寂しかった．すぐ不登校になり，先生に施設を勧められ卒業まで施設にいた．父は今も独り暮らし.」と，さばさばと話す．

3学期の始業式当日，A夫は母親と来校．担任が教室へ誘うが動かない．3月半ば，A夫は教育センターの適応教室へぷつりと行かなくなる．

【第3期－X＋1年4月～5月　#7～10】不定期であるが通級指導教室へ通い出す時期

新学期，A夫は6年生になった．4月，母親がA夫を連れて通級指導教室に来る．A夫が市の適応教室へ行かなくなったことと，4月下旬に予定されている修学旅行に行かせたいことを話す．通級指導教室の空いている時間を知らせ＜いつ来てもいいよ.＞とA夫に言う．その日，『箱庭4』を作る．

A夫は修学旅行に参加したが，帰宅直後から高熱と口内炎で床に伏す．1週間何も食べられなく，体重が4キロ減る．修学旅行の心労と思われた．

4月中のA夫の来室は，曜日も時間も不定期で，TはA夫がいつ来ても対応

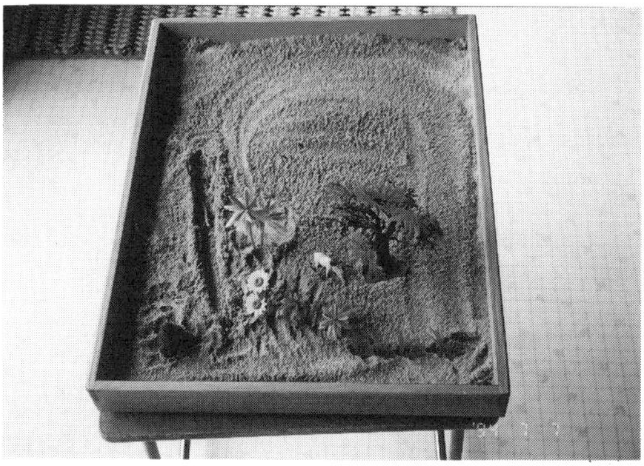

図4　箱庭1回目．木を立たせるため，砂を湿らせる．迷いながら玩具を選び，40分かかって作った．箱の3分の1しか玩具を置くことができず，エネルギーの乏しさを感じる．

できるようにと思い，通級指導教室から離れられなくなる．他児童の通級時間と重なることもあり，対応に困ることがあった．

【第4期－X＋1年5月～10月　#11～39】定期的に通級指導教室へ通う時期

A夫の来室時間を週2回と相談して決めた．#11『スローキャッチ』で遊ぶ．大吸盤付きシャトルを投げると相手の盤にパカッとくっつく．ラリーが続き，45分間があっという間に過ぎる．無心になって遊ぶ時，言葉なしでも気持ちが交流できることが実感できた．

A夫は来室してもやることが決まらず，きょろきょろうろうろすることから始まり，一人遊びが多かった．#16，つぶれかけたダンボールのトンネルに入り15分ほど出てこない．やがて，中に潜ったままごろんごろんと転がる．そして，満足げに笑って出てくる．体がだんだん自由に動くようになっていることに気づく．

#17，ダンボールを家のイメージで組み立てる．Tが支えていないと倒れてしまいそうな不安定な家であったが，終了間際，何とか立った．

翌週，大きなおはじきで枠を作り，中で2つのコマを回す．はじきとばされるコマの勢いで，枠が崩れていく．これを繰り返し続ける．

6月からは一人で自転車で来室するようになる．これは卒業まで続いた．夏

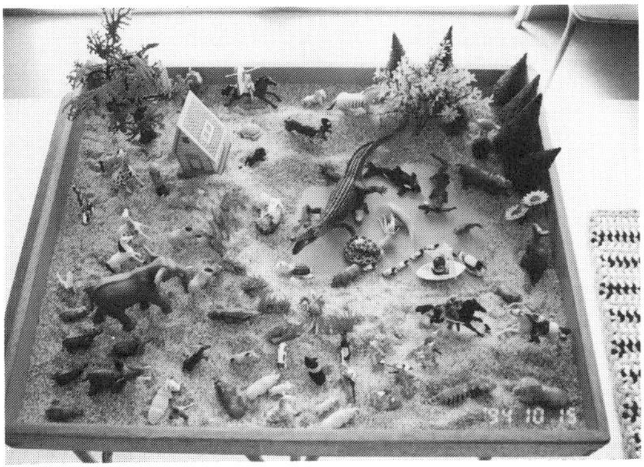

図5　箱庭2回目．玩具が一気に増え，いたるところで動物たちが戦っている．最後に湖の中に巨大なワニをかぶせるように置く．A夫の帰った後，学級担任と作品を見合う．「ワニが印象的，ワニは私かも知れない．」と担任が言う．

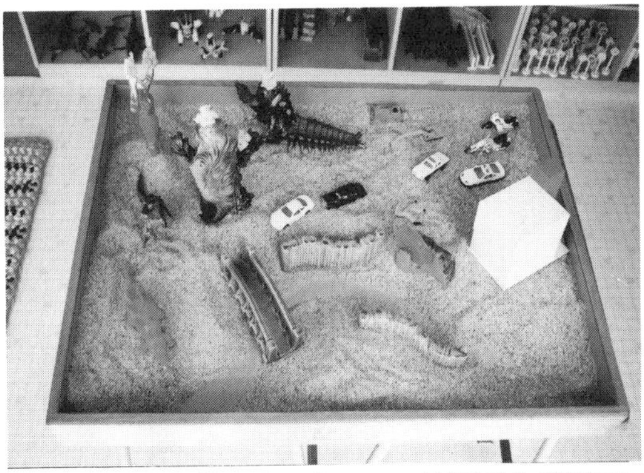

図6　箱庭3回目．妖怪たちを前にウルトラマンは両手を挙げている．消防署の前で馬が矢を受けて倒れているので「死んだ？」と聞くと「けがをしている．」と言う．

休みの学校のプール開放の話題が出ると,「来る！」と明言する．

夏休み中，ラジオ体操には皆出席．プール開放もほぼ皆出席．が，プールでは弟や弟の友人と遊び，同学年の子のそばへ近づこうとしない．#25,『箱庭6』を作る．

2学期も週2回の来室が続き，学級担任は学級にも来るかも知れないと期待し,「週1回は教室へ来い.」と誘う．A夫は保健室を出入り口にして，2週目ま

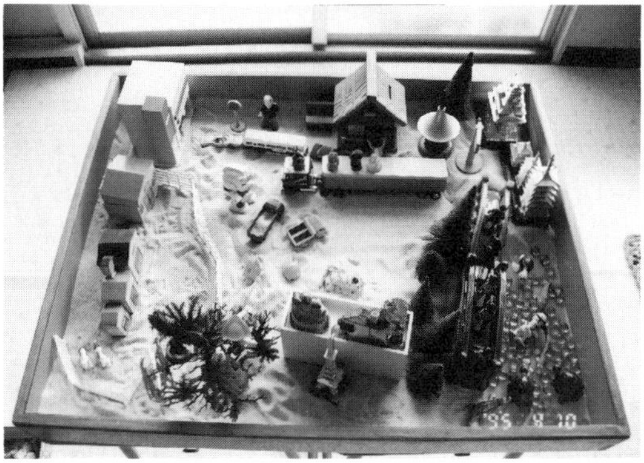

図７　箱庭４回目．右上に五重の塔と城，その手前に橋．橋を兵隊３人が渡っている．

では学級へ行くが，３週目は保健室から出ようとせず，４週目は欠席する．担任はまだ教室に入るのは無理と判断した．

9〜10月の間は卓球ラケットで玉を弾ませる遊びに熱中し，＃35，連続428回を記録．ものすごい集中力を見せる．Tは，一人遊びに浸るA夫に無心になってつき合うことができるようになる．

★母親面接５回目　10/17「中学校に向けてもう待ってはいられない．中学でも行けなかったら，２年生から施設に入れようかと考えている．A夫は家にいる時は，一人で部屋にいる．私もべったりされると話すことないし，疲れるし.」母親の不安と焦りがみられたので＜お話にいらっしゃいませんか.＞と誘ったが応じられなかった．

【第５期－X＋１年11月〜12月　＃40〜49】自分の意思で学級集団に参加する時期

11月から始まった週１回のコンピューター授業に来るようになる．卒業アルバム用の写真撮影の時間を知らせると，決まってその時間にも来校した．わずかな時間であるが，自分の意思で学級集団に入ることができる．

この時期，Tの問いかけに返ってくる言葉が多くなり，いかにもリラックスして時間を過ごすことができるようになった．入室後，Tの向かいの椅子に腰を下ろし，終了時間までおしゃべりすることもあった．最も安定していた時期である．

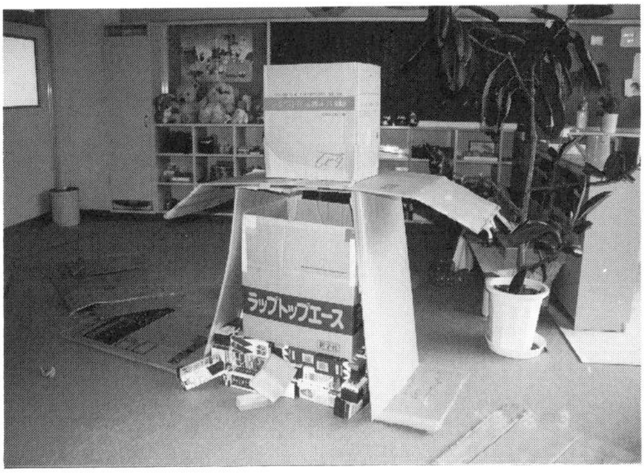

図8　A夫がダンボールで作った家．人形にも見える．

【第6期－X＋2年1月～3月　#50～64】卒業に向けて不安を抱えている時期

1月はコンピューター授業にも通級指導教室にもそれぞれ1回しか姿を見せなかった．Tはこのまま途切れるのではないかと不安で，弟に手紙をあつらえる．#52，久しぶりに来室，にこやかな表情をしている．玩具棚の前で『ミニガンダム』の凹凸部分をはめ込んで長くつないでいる．

#55～#57は夢中になって330ピースのジグソーパズルを完成させる．Tとの関係がまたつながったという感じをもった．A夫の唇に口内炎のような白いただれができているのを見て，卒業と中学進学に向けての周囲の慌ただしさに敏感に反応しているように思えた．

#58，体が固く重い感じのA夫に思いきって聞く．＜中学のこと考えてる？＞「別に」＜卒業式は＞「出るつもり」＜中学校の入学式は＞「行くつもり」これ以上会話は続かず，A夫は箱庭を始める．

卒業式の3日前，担任の誘いで卒業証書授与の個人練習をし，前日の学年練習に初めて参加する．担任は，「返事も証書授与も答辞の分担も立派にできた！」と感心する．

#64，通級指導教室への最後の来室時間．A夫の視線が箱庭にいき，ぱっと立ち上がり『箱庭11』を作る．

戦い（対立・緊張）の場面はすっかり消え，今までの作品と一変する．小学

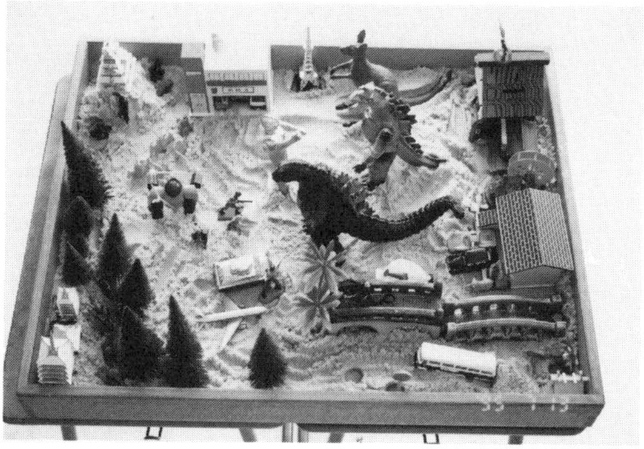

図9　箱庭6回目．ウルトラマンがゴジラ・メカゴジラ・巨大カンガルーの3体と対峙している．右下の橋の下には貝の中に横たわっている男がいる．

校の生活にきりをつけた作品のように思えた．

卒業式は学級の児童とともに，初めから最後まで堂々と参加した．式後，担任が「俺は何もしなかった.」と言うので，Tは「A夫は溜め込んで一気に行動するところがあった．A夫とかかわることで私も溜め込むことを学んだ．何もしないことほど大変なことはない．先生も同じで，溜め込んでいたんですね.」と話す．

4月になり，A夫は中学校に登校した．

⑶　症例1の考察

a）箱庭の非言語的表現について

言語表現が苦手なA夫にとって，箱庭は心の中にある悩み・不安・葛藤を表出するための格好の表現用具であった．箱庭をやっている時のA夫は，いつも楽しげであった．A夫にとって箱庭は遊びであっても，私にはA夫の心の中のさまざまな思いを感じ取ることができ，非言語的コミュニケーションが成立していた．

【箱庭1】は，A夫の状態そのままを写し出しているようで，どうしてよいかわからないと訴えているような作品である．エネルギーのなさがよくわかる．これだけで40分かかった．【箱庭2】以降は戦いの場面が毎回現れ，A夫にとって外界はいつ攻撃されるともしれない世界だったのかも知れない．定期的

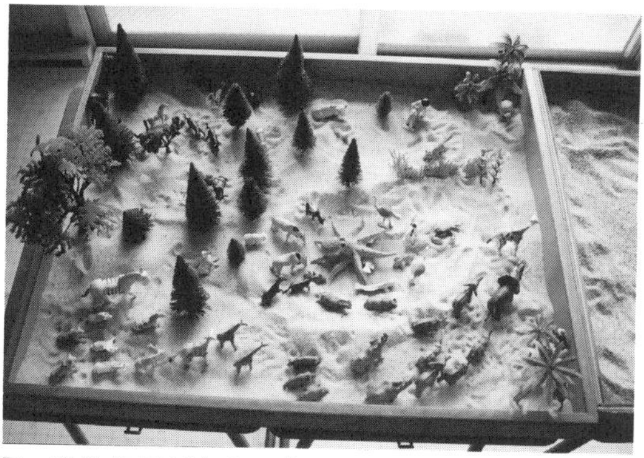

図10　箱庭7回目．動物集団が右上に向かう．初めは平和な情景だったが，湖に大ダコが侵入し，木陰からはライフルマンが象を狙っている．シマウマ1頭をわざと傾けるので尋ねると「へたばった.」と答える.

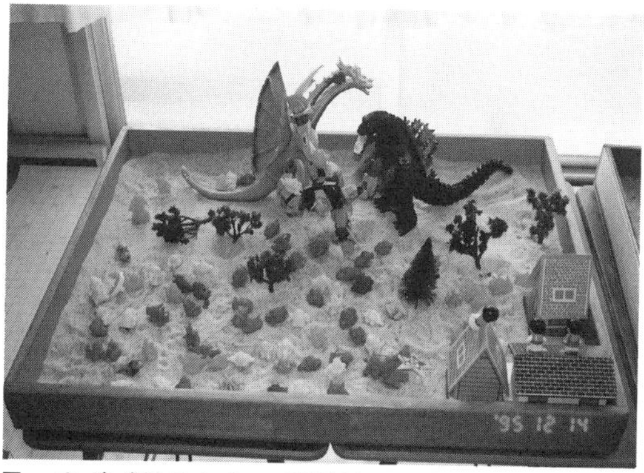

図11　箱庭9回目．まずゴジラとキングギドラを向かい合わせて置き，そこへガンダムが入って来て，キングギドラを思いきって足蹴りする.

に来室しだした第4期から，右上方向に動く玩具の流れが出てきて，少しずつエネルギーが外に向かって出てきたことがわかる．よく見ると，【箱庭4・6】には柵に囲われた家畜や貝の中で横たわる男がいて，まだまだ安全地帯で守られたい気持ちがあることも察せられる．【箱庭9】では，ガンダムがキングギドラに足蹴りした時，今までになかった男性的なたくましさを感じた．が，【箱庭10】のあっちからもこっちからも攻められ，「ウォー」と叫んでいるよ

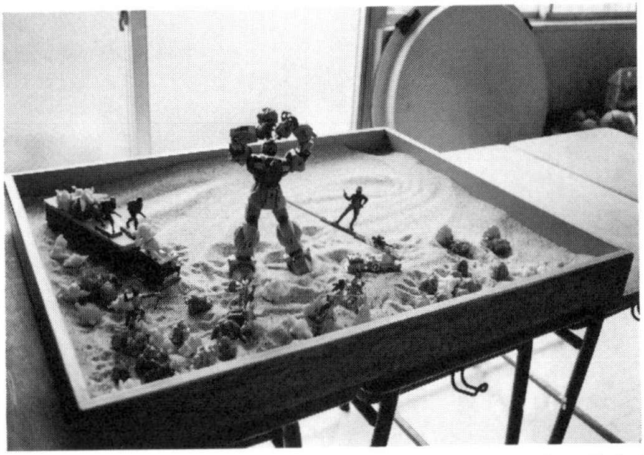

図 12　箱庭 10 回目．ガンダムは手にミニガンダムを 1 体ずつ持ち上に上げている．「二つのミニガンダムをぶつからせている.」と言う．トレーラーの荷台から男 3 人がガンダムに銃を向け，はしご車からもピストルを持った男が迫って来ている．右上部はすっぽりと空．内面の葛藤と立ち向かうのが精一杯でこれから先のことは何も考えられないと言っているように思え，通級担当者は胸がつまった．

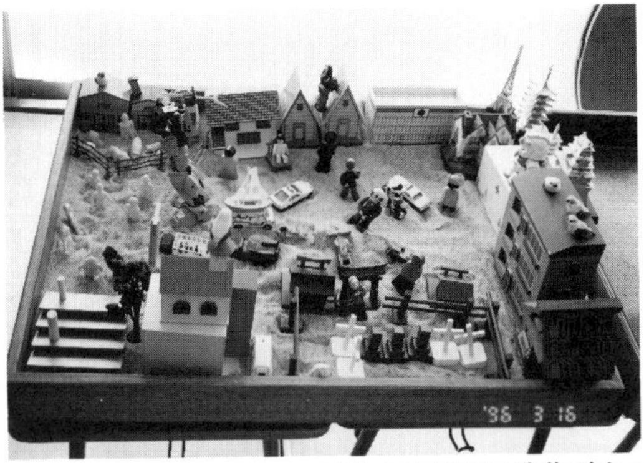

図 13　箱庭 11 回目．三方を建物で囲い，手前の墓場には地蔵が立つ．中央では工事が始まる．ガンダムが片手をふり上げているので尋ねると「これは石像，動かないで立っているだけ.」と答える．家の屋根に泥棒が乗り，パトカーと白バイが泥棒に向かっている．

うなガンダムを見た時，平和な世界はまだまだ遠いと言っているように感じ，つらい気持ちになった．

最後の【箱庭 11】は，今まで表現された戦いのテーマが消え，見るからに平和な世界を表し，小学校卒業を意識したしめくくりの作品のように思えた．

A夫は，外に出たい気持ちと不安から逃避したい気持ちが交錯し，自分でもどうしてよいかわからなかったのだろう．

b）自己決定を待つことの大切さ

制約のない自由な通級指導教室でも，A夫は言葉が出ず，したいことがなかなか定まらなかった．私は，A夫の心が動き，したいことが決まるまで，どれほど苦しい思いで待ったことか．今思うと，それはA夫の苦しさを共有していた時間だったとも言える．第4期の終半，A夫は一人遊びに熱中したり，私相手の遊びが展開したりするようになった．これらの遊びの中で，A夫は，選択する力とものすごい集中力を身につけた．この力をバネにして，コンピューター授業など学級集団の場に出られるようになったと考えられる．

c）治療構造の中で安定した関係を築く

通級指導教室はA夫が安心して居られる場所であったが，第3期までは来室時間がまちまちで，他の通級児童の時間とかち合うことがあった．A夫も通級児童もお互いに気を使い，私も二人の間で心が揺れ，対応に迷った．お互いが脅かさない関係を保つには，A夫の来室時間を固定することが最善の方法だと考え，第4期からは，他の通級児童と同様週2時間を固定した．以後，A夫の来室は安定し自己表現が進んだ．後日，母親は,「曜日と時間を決めてもらってからは，私もA夫も落ち着いて生活できるようになった.」と語った．不登校児童に対して，教師は少しでも長く学校に居させようとしがちであるが，治療的なカウンセリングで対応する場合は，週1～2時間，時間と場所をきちんと決めて会うことの方が関係が深まり，カウンセリングの進展がみられることがわかった．

d）母親面接で保護者との連携

A夫の母親面接を通して，A夫の人間関係の希薄さは幼少期の密接な母子関係の体験不足が影響してしていると思われた．が，その母親自身も母親と早く死別し，さみしい家庭環境で育ち不登校を体験している．A夫の不登校の原因が家庭にあると決めつけず，精一杯育ててきた母親の思いを聞いていこうと努力したが，5回で中断した．ちょうど母親の生い立ちに入ったところで，母親にとって，実父母や幼少期を振り返ることは非常につらく，立ち入ってもらいたくない気持ちがあったのだろう．

しかし，母親面接は，不登校の背景を深く理解する上で不可欠であるとわかった．

e）学級担任との連携

学級担任はＡ夫のことを理解したいという気持ちが強く，何とか早く学級に戻ってきてほしいと願っていたので，Ａ夫の通級指導教室の様子が気になっていたのであろう．しばしばＡ夫と連絡をとるために，面接中にもかかわらず突然入室してきた．

通級指導教室でカウンセリングを進めるとなると，校内といえども，通級指導教室を外部から侵入されることのない安全な場所にすることが非常に大切な条件である．そして，面接の内容も漏らさないこと（守秘義務）が大切となるが，学校内でカウンセリングを行う際にはこの点が難しい．学級担任は子どもに対して全責任を感じているので，連携しながら不登校の問題に対処しているという実感がないと学級担任は不安が増幅し，通級担当者との人間関係がうまく行かなくなる場合も生じる．

Ａ夫のケースでは，Ａ夫の帰った後Ａ夫の箱庭を担任と見合い，印象を話し合うという形の連携を行った．そうしたことで，担任と私はＡ夫の心情を理解しようと努力することができたし，今どのように対応するのが適切か率直に話し合うことができた．

Ｄ．今後の課題

１）教師の子ども理解

不登校の初期対応が適切にできる力量を，全ての教師が身につけることが必要である．そのためには「～しなければならない．」というこだわりを減らし，目に見えにくい問題の背景に目を向け，子どもや親の苦しみに寄り添いながら，安心して登校できるような援助を進めていくことが大切だと思う．こだわりを減らし問題を多面的に捉えるためには学級担任が問題を一人で抱え込まずに，複数の教師が思うところを話し合いながら進むことが望ましい．また，全職員で不登校に関する事例研究会や協議会を開き，子どもをどう理解するかという観点で教師が教育相談の研修を積んでいく必要もあると思われる．

2）専門家との連携

不登校にいちばん早く気づくのは教師であり，親への対応もしなくてはならない．不登校の子どもや親たちをどう援助したらよいか迷った時，心理や医療の専門家からのアドバイスが受けられたらどんなに助けられるであろうか．不登校の子どもや親と接していて，現在の状況や表面的な変化はとらえることができても，それが進展していると言えるのかどうか，対応は適切なのかという点になると，不安でたまらなくなる．教師を援助してくださる大学の関係者や病院関係者，臨床心理士がますます増えることを願っている．

3）家庭の教育力

表面的には学校生活や交友関係の不安から生じているように見える不登校も，つきつめていくと乳幼時期の母子関係の希薄さが浮き彫りにされてくることがほとんどであった．子どもの不登校を含めた問題行動を考えた時，乳幼児期に母親がゆったりとした気分で温かい母子関係を築くことができるような母親への子育て援助が，非常に重要な鍵になると思う．学校・地域・医療など母親をとりまくさまざまな関係機関が協力して子育てに悩む母親たちへの適切な援助システムが確立されることが，今後必要になるのであろう．

過保護・過干渉・過期待の母親がどんなに多いことか，学校にいると日々痛感する．これらの母親の不安はどこからくるのであろうか．現代社会は余りにも無駄を省き効率主義に陥り，私たちは時間に追われて生活し，そのことの危機感さえ感じなくなっている．ゆったリズムの家庭生活にこそ大人も子どもも心の居場所ができ，そこから成長の糧を得ていくような気がする．あまりにも何かを身につけさせることばかりに母親たちが夢中になっている．子どもとの間に温かい愛情と信頼関係が保持されていれば，少々の逸脱行為も大きく羽目をはずすことなく収まっていくように思える．

まとめ

今の子どもたちに最も欠けているのは，自己肯定感ではないだろうか．特に，母親との関係で自己肯定感のもてない子どもが増えている．母親のストレスが大きく影響していると思われるが，自己肯定感のなさは，不登校だけでなくいろいろな不適応行動・問題行動に現れている．

子どもたちが『学ぶ』過程では，自分の力でやってみて，失敗をしながら獲得していくことが何よりも大切である．子どもの失敗や試行錯誤を見守るためには，気持ちにゆとりをもつことと子どもの成長力を信じて待つ力がいる．

自己肯定感の育っている子どもは，意欲的で積極的である．大人が子どものさまざまな問題に取り組むことで，自らの生き方も問いながら，長い目で子どもの成長を見守っていけたらと思っている．

（杉浦　ひろみ）

4．不登校についての一考察
―臨床心理士の立場から―

近年の不登校児の増加傾向は，いじめの問題とともに，個人的な問題のレベルを越えて，学校教育の構造の問題，ひいては現代の日本の社会的，文化的な問題を考えさせる象徴的な現象の一つにまでなっている．

文部省や学校側は，不登校を「本人の性格の問題」「怠け」「親が過保護だから」などと，従来は特定の個人や家族の問題としてとらえがちであった．ところが，「特定の子どもだけの問題ではなく，学校，家庭，社会全体のあり方に関わる問題」「どの子にも起こりうる問題」との見解も受け入れるようになり，90 年代に入り教育行政にも変化が現れてきている．また，対策として，適応指導教室や，単位制の高校の創設など，教育の場の多様性を模索する動きも認められる．しかし，最終的には当然ながら，いかに子ども達を学校に引き戻すかという目的が背景にあることは否めない．

一方，不登校を起こさせる現在の画一的集団主義的な学校教育の状況を批判し，不登校児を「治す」という考え自体に疑問を呈する動きも，親や教師，識者の一部から出始めている．子どもの個性や主体性が尊重され，ゆったりとした時間の中で，上から与えられる知識だけでなく自ら触れあい体験できることの保証された子どもの居場所づくりが模索されている．親同士の連帯を深めることを目的とした，「不登校児を持つ親の会」などの組織づくりも活発になってきている．また，今までの学校の構造的な問題を打破すべく，新たな学校づくりの運動もみられるようになった．

このような現状の中で，筆者の属する相談室への不登校に関する相談も全体の中で大きな割合を示すようになった．われわれ臨床心理士は，社会的な運動とは別に，不登校児を抱え悩む親やその子どもの側に立って，それぞれの親や子どもの視点からスタートし，個人的な関わりの中で問題解決への道を共に歩むことが多い．

地域社会が崩壊し，子どもにとって学校が社会参加の大部分を意味するようになった現在，その社会とのつながりが断たれることは，親子に多大の苦悩を生じさせる．しかし一方で，子どもが不登校を起こすことは，従来当然と思っていた教育への考えをはじめとして家族関係の在り方など，多くの価値観を再検討させるポジティブな面を含んでいると思われる．親子で格闘し長い時間経過の中で家族が変容し，自分達の新たな生き方を見いだしていく姿には感動が伴う．不登校を契機として，クライエントが自分らしく生きる道を探る手助けするのが筆者等の役割であるとも自負している．筆者が不登校の相談にどのような視点から関わっているかを以下にいくつか紹介してみたい．

A．不登校はなぜ生じるのか？

1）背　景

明治以降，学校はずっと存在していたのに，なぜ最近になって不登校児は増加してきているのであろうか？問題は巷で言われているように数多くあげられるが，その根幹となるものの一つに，高度成長期以後に急激に進んだ地域共同体の崩壊が考えられる．以前は，就学児にとって，学校，包まれ守られた地域，家庭の三つの空間が存在した．地域共同体の消失は，学校や家庭の二つの場の機能の豊かさも奪っていったと思われる．

地域共同体が存在していた頃は，それを必要とした貧しさも背景にあったが，親の活発な対人交流の場に子どもも生まれた時から組み込まれ，徐々に異年齢の子ども集団に加わることで親からのスムーズな分離も可能であった．異年齢集団に参加することで，年上の子から年下の子への遊びの伝承やイニシエーションも含んだ社会的な適応行動の伝達が行われた．そのような体験を踏まえて，なじみのある子らと幼稚園や学校へ入園・入学をしたので，現在より集団行動もスムーズに行えたと思える．このような体験の不足している現在，学校という集団の場は，各自の家庭文化中心に育った子にとっては，ぶつかりあい傷つけあう，包まれた感じの持てない，自分の欲求を抑えつけられた苦痛に満ちた場と受け取ることも十分に予想され得る．

地域共同体の存在した空間は自然や遊び場を含み，学校や家庭で体験するストレスを癒す外的空間と内的空間の中間領域でもあった．この空間の消失したことにより，子どもは常に大人の監視下に置かれるようになり，現在の子どものストレス症状の増加を引き起こしたと言えよう．最後に，子どもから大人に向けて成長していくのに必要なイニシエーションも，地域共同体の消失や学校や家庭の内容の貧困化とともに，その深い意味づけや体験過程が欠落し形骸化しているのが実状であろう．

2）具体的な誘因

不登校の生じやすい現代の社会構造の変化について述べたが，それとともに各家庭の文化や子どもの自我の分化度やストレス耐性，ライフステージや外傷体験などのエピソード，病態水準などについての視点も必要であろう．不登校の現象にはこれらの要因が複合的に絡んでいると思われるからである．それらをここに網羅する紙面的な余裕はないが，筆者の多く体験する要因を以下にあげてみたい．

⑴母子分離不安

低学年や幼児に多い．外傷体験となるような母子分離体験をした子どもが，それ以降家庭から離れることに強い不安を覚えるようになる例である．例えば母親が突然入院したり，習い事などで激しい母子分離不安を示したにも関わらず，不安を軽減する対応がとられずに，強制的に分離させられた体験をした子どもに多い．

父親が育児に参加せず，母子間に強い共生関係が築かれ，母親が他者との交流を就学や就園前に持てなく，就学や入園のための母子分離が両者に強い不安を起こす例も観察される．このような子どもは，就学後に同年齢児との関わりにカルチャーショックを示す例もある．

母親が抑うつ的な症状を呈したり病気になったり，下に弟妹が生まれたことを契機に母子分離に不安を覚え，登園や登校を嫌う例も認められる．

⑵社会的学習体験の不足からくる未成熟

乳幼児期から子どもの主体的な行動が制限され過干渉や過保護に育てられたり，逆に親が子どもの欲求に服従し子どもの自己コントロールの学習がなされていなかったり，家族以外の人達や家族間の交流が乏しく社会的な学習のモデルが貧困であったりする例も多く観察される．

このような例では，初めは喜んで登園や登校をしても，家庭と外との対人関係の持ち方にギャップがあり，他の子とどのようにつきあってよいかわからなかったり，自分の思い通りの反応が家庭のように返されず自己抑制を求められることから不登校が始まる場合もある．

⑶アイデンティティの混乱

今までの自分の適応様式では学校に適応ができなくなり，アイデンティティの混乱が生じ登校しなくなることもある．思春期の頃に多い．家庭文化から学校文化に移行する小学生にも認められるが，思春期の頃には内的な自己確立の作業が求められるのに，それがうまく果たせず混乱不登校に至ることもある．

例えば，今まで成績の優秀さを維持してきたのに，受験期に他の子が勉強を始めるとともに成績が低下し始めたり，有名進学塾や進学校に入ることができたのに，そこでの成績が振るわなくなったり，新たな文化様式を持った友人とうまく関係を持てなくなり，その場から逃避することもみられる．また，帰国子女で，当然と思っていた欧米式の自己主張をする度に友人や教師から排斥され，日本の文化に適応することに混乱を示す例も多くなってきている．

思春期における性的な同一性の障害が認められる例もある．

⑷性格の要因

（自己抑制的，自己主張的，自己表現の未熟さ，強迫的性格など）

（２），（３）と絡む要因であるが，うまく自己主張できずに，友達に嫌われないよう自己の感情を抑制し友達との関係を維持することに疲れてしまったり，友達の要求を拒否できずに服従的な関係を強いられ耐えられなくなる場合もある．

また，友達からのノン・バーバルなサインをうまく汲み取れなかったり，一方的に自己主張してしまうために，周囲から排斥されたり，いじめの対象になることから登校できなくなることもある．

きちんと宿題やテスト勉強ができていないと不安になったり恐怖を感じたり，パニックになることもある．何度も忘れ物がないか確認するなどの強迫的な行動が激化し登校できなくなることもしばしばみられる．

⑸登校を妨げる環境要因

管理の厳しい学校に不適応を起こしたり，教師や級友に客観的な問題が認められたり，家庭における経済的な問題や家族関係のトラブルが背景にあることもめずらしくない．子どもの意志と親の期待が進学に関して異なることから生じる葛藤が子どもの登校意欲を減退させることも観察される．

⑹精神障害

分裂病やうつ病などの発症が認められることも考えられる．

B．治療的関わり

子どもが不登校に陥った場合，最初は親が心配して相談室とコンタクトをとってくることが一般的である．また，初期には身体症状を呈することも多いので，小児科医からの紹介もめずらしくない．

多くの親はなんとか子どもが学校へ復帰できることを願うが，思春期以降の子どもの場合，不登校のテーマからもっと自分らしく生きていくテーマに移行していくこともきわめて多い．また，今の学校へ戻らずに他の学校へ移ったり，進路を変更することもめずらしくない．

治療的な関わりとは，親子で現在直面していることは何であるかを明確化したり，自分や自分を取り囲む世界に対するイメージの変容を治療関係を媒介に体験したり，外で体験したことを意味付けしなおして再構成したり，自分がどう生きていくかを発見する手伝いをすることだと思われる．

そのために，具体的には以下のようなことに留意している．

1）初回面接

初回面接が大切なことは言うまでもない．筆者の所では，親が相談を求めてくることがほとんどであるということ以外に，以下の理由で初回面接は親のみに来室してもらうことが多い．

⑴親の罪障感をぬぐい，治療同盟に参加してもらう

多くの親は自分の育て方が悪かったから不登校を子どもが起こしたと罪障感を持っている．また，実際に担任や他の相談機関で親の非を問われて傷つき，外部の者との接触に臆病になっていることもみられる．さらに，複数の友人や知人から先祖の供養が足りなかったからと新興宗教を勧められたり，さまざまな相談機関を紹介されたり，子どもに対する相反する接し方の助言をもらったりで混乱していることもある．

相談に来た親に必要なのは，今までの子育てや不登校に至った経過を批判されずにそのまま受け取ってもらえ，心の痛みを共感してもらう体験だと思う．また，現在子どもはどのような状態にあり，家にいて子どもの示す行動にどんな意味があるのか，これからどのような方向性で接していったらよいかを具体的に知ることであろう．さらに，子どもだけの問題ではなく，このような事態に対して自分達の生き方がどのように絡んでいるか，自分達親もどのように生きていくかが重なってくる場合があることを知ってもらうことである．

また，子どもが来室することでセラピストとどのような関わりが持たれその

ことにどんな意味があるか，子どもが来室を嫌がる場合には親のみの来室にも意味があるのかなどのきちんとした説明が必要である．このようなオリエンテーションのもとに治療契約がなされることで，親はセラピストへの信頼を獲得し，長期的な治療関係が開始される基盤が形成される．

(2)親子の関係が切れないようにすることの強調

以前に比べると少なくなってきている印象があるが，子どもが不登校を起こすと親もパニック状態になり，母親が泣いたり落ち込んだり，なんとか登校させようと叱ったり，普段は関わることの少ない父親が急に登場して説教をするなど，子どもが家にいても親の圧力を感じる状況に置かれることがある．このことが続くと，子どもは徐々に親を避けるようになり部屋に閉じこもり昼夜逆転の生活に転じたり，逆に親に暴力を振るい始め一方的な要求をするようになるなど，正常な親子のコミュニケーションがとれなくなることがある．東山は不登校のレベルを以下のようにグラフ化して紹介しているが，家にいても子どもが親に守られず圧力をかけられる状態が続く場合には，レベル１からレベル２，レベル２からレベル３へと落ちていくことを警告している．現実レベルから低下するほど，回復にも時間を要することも述べている．親子のコミュニケーションが保たれていてこそ自分にフィードバックできる体験が生じ，子どもの心も癒され再び外の世界へ向かっていける．それには子どもがありのままの自分で家にいられ，守られていると感じることが重要である．登校できないことを責めないこと，家族が共同生活をするうえで支障をきたすことを除いて子どもの自主性にまかせてみること，登校，勉強，片づけなどの批判から離れ，楽しめる会話を試みてみることを勧めている．また，勉強以外に子どもが興味を持つ対象を否定的にとらえるのではなく，その対象が子どもを癒し全体性を回復するのに意味があると捉える視点を提供している．

＜レベル１＞家庭での日常生活は普通に営まれており，友人との関係や親との関係は壊れていない．いろいろと理由をつけて学校を休み，学校に関することには敏感．

＜レベル２＞全く学校に行かなくなる．友人関係が切れる．訪問客を拒否．昼夜逆転し生活が不規則になる．学校の話題など子どもの嫌うことに触れなけれ

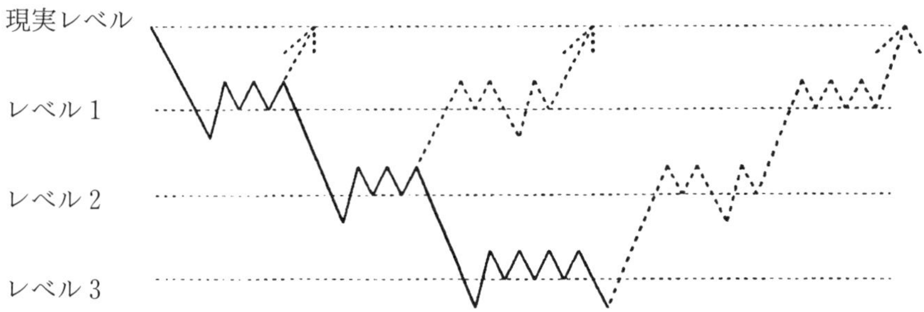

図14　不登校のレベル

（東山紘久：母親と教師がなおす登校拒否，創元社，p 163の図2登校拒否の悪化，回復のプログラムを簡略化）

ば親とは話す．

<レベル3>親を含めあらゆる人間関係を拒否．昼は夏でも雨戸を閉め切って寝ており，夜は一人で行動．電話，話し声，外の刺激に異常な過敏さを示す．一方的な要求が多い．身辺処理がくずれたり，強迫的な行動が出現し，親も子どもの奇行に疲れ，家も荒れる．

(3)セラピストが子どもとつながるための情報収集

子どもと次に会うために，子どもが勉強以外にどのようなことに興味を持ち，楽しんでいるかを知っていると役に立つ．テレビゲームのソフト名，漫画や映画，音楽など，今人気のあるものを，会話の糸口となる浅いレベルで十分であるので，知っていることが望ましい．子どもは学校に行けなくなると登校を説得されることが多いので，初めて会うためというだけでなく，専門機関に属する大人に最初は警戒的であることもめずらしくない．その場合に，学校のことには触れず，子どもの現在興味を持っているテレビゲーム（当相談室ではテレビゲームを置いてある）や漫画，映画，音楽，プラモデル，本などを話題にすることで，心を開いてくれることが多い．次の面接日を楽しみにしていてくれ，実際にテレビゲームソフトや本やCDなどを持ってきてくれることも生じてくる．これらを媒介として子どもの気持ちが述べられるとともに，子どもが人にいかに自分の世界を伝えたい強い欲求を持っているかがわかる．子どもとの関係が深まるにつれ，話題も多様になり，感情をぶつけあうことが始まり，子どもが外へ向けて行動を広げていくプロセスをたどることが認められるようになる．また，子どもの示す対象に対しセラピストが興味を持つことで，両者の関係が深まり子どもが他者への信頼感を回復するだけでなく，その興味の対象を拡充していくことで，現在子どもが直面しているテーマを乗り越えるきっかけとなることがめずらしくない．たとえば，漫画の話から子どもが強いヒーローに自分を同一化し，敵と戦うストーリーを共有することで，現実レベルのいじめっ子の話となったり，自分が求めているイメージをうまく伝える媒体役に漫画がなることもあろう．ビデオを観ることが，実際に映画館に足を運び，フィクションの世界だけでなく現実と接点を持つきっかけとなることもある．

2）その他の情報収集

(1)不登校に至った経過やエピソード

子どもが不登校を起こすに至ったエピソードやどんなことに強くストレスを感じやすく，どのような反応をしやすいか，また今どんな精神状態であるかなどを知っておきたい．

(2)子どもの外傷体験

生育歴を聞く中で，子どもの外傷体験となるものに対しての配慮も重要である．例えば，最初の母子分離体験はいつ，どのようになされ，子どもはどのような反応をしたかを知っておくことが大切である．下の子の切迫流産から，母親と離れた体験をし，その後母親に負担をかけないよう周囲から言われ，下の子の出産後以降自己表現を抑えるようになった例もある．

(3)不登校から親は何に不安を感じているのか

不登校を起こしたことで，親は何にストレスを感じているかの把握も重要である．親の育て方が悪かったせいと自分を責め，これからどう関わっていったらよいかを求めて来室する母親もいる．また，このまま学校へ行かないと勉強も遅れ，受験もできず，社会の落伍者になる不安を訴える母親もいる．自分の道が見つけられれば学歴などは気にしないと言う親もいる．また，自分達の生き方を重ね合わせる親もいる．これらの訴えから，親がどのような価値観を持って子どもを育て，どのような自我構造を持ち，ストレスに対しどのくらいの耐性を持っているかが把握できる．

⑷生活様式

母親や父親がどのような趣味や家庭のイメージや人生観を持っているか，家族の絆を深めるためのどのような家庭での行事や共有体験をもってきたかを問うことによって，今後家庭において子どもと豊かな関係をつくるための媒体を知ることができる．

⑸親子を支えてくれる周囲の人達の把握

家族以外の人とのつながりを知ることも非常に大切である．外に開いている家庭ほど，子どもの社会への復帰も早く，また子どもが復帰する橋渡しをしてくれる役割を実際にとってくれる人物も登場しやすい．祖母がうつ的になった母親を支える役割をとる場合もある．子どもの担任の教師はもちろん，家庭教師，塾の先生，親戚や近所の人など，子どもが心を許して関わっている者がいる場合には，治療同盟に参加してもらう方向で検討するとよいと思う．

⑹我が子を出産した時の親の思い

我が子を出産した時の気持ちを親に聞くことで，母親と父親の関係や，親子の関係が明らかになる．例えば，父親はあまり子どもを欲していなかったが，母親が父親の両親の期待を考えて消極的ながら生んだとか，高年齢で出産したのでかわいくてしかたがなかったとか，他の母親と年齢差があるので母親同士の交流を持たずにきてしまったとか，まだ仕事を続けたいと思っていたのに出産してしまったので子どもに時間を奪われてきた思いがずっとあるなど，それぞれの親の思いが語られ，家族関係を見直すきっかけになることがある．

⑺精神病のチェック

子どもに病的な心配がないかのチェックも特に思春期に入る例では必要であ

ろう．妄想や幻覚やそれに基づく奇妙な行動があれば不登校児と間違えることはまずないが，分裂病の破瓜型の発症で，無為，自閉，感情鈍麻の状態を呈した場合には，病気が見落とされることもあるので注意が必要である．

多くは，多少の妄想や，それに近いもの，ないしは奇妙な話し方，考えや独り言，一人笑いが多くなるなどが観察される．親子の葛藤のプロセスを経たわけでもないのに，自室から出なくなったり，人と口もきかなくなったり，入浴もせず身の回りがだらしなくなったり，理由なく家族以外の人も攻撃するようなことなどがあれば，分裂病を疑ってみる必要もあるとのことである．

3）家族の力動性

子どもの問題が生じた場合に，家族全体を力動的な視点から眺めることも忘れてはならない．夫婦の関係が悪化し，今まで夫に依存的であった母親がうつ的になり寝込むことも多くなった結果，小５の女の子が母親が心配なために登校ができなくなった例がある．不登校の始まった頃にその女の子のとった行動は父親に，母親をもっと大切にするよう手紙を書いたり，家族３人でディズニーランドへ行くことを要求し，両親をつなげるために並ばせて写真を撮ったり，自分の部屋を飾り安心できる空間づくりに従事することであった．しかし，母親が筆者とのカウンセリングでうつ的状態から脱するとともに，母親に対して反抗したり自己主張を通すようになり，両親と自分とにハッキリと境界線をひくようになって，登校を再開した．母親がぶつけても壊れないイメージに変化した時に，子どもも自分の道を歩めるようになった例である．このことからも，子どもが来室できない場合も親が変容することで，子どもの行動が変化していくことが十分可能であることを忘れてはならない．

4）現実とファンタジー

今まで親や教師の指示に素直に応じ勤勉であった中２の女の子は，不登校を起こしてから家で自己主張を始めるとともに，けして言わなかった友達の悪口を言ったり，譲っていた妹との喧嘩も激しくなった．また，親に「多重人格」の本を買ってきて欲しいと要求していると，母親が筆者に不安を訴えたことがあった．彼女は今まで人の期待に応えることで評価を得て自己の存在を確認してきた．しかし，友人との三角関係の板挟みにあい，今までの行動スタイルでは問題が処理できなくなり，家に逃避する結果となった．その彼女が，自己の内部に他人にあわせきれずにわき上がる種々の感情のあることに目覚め，未だそれは統合されずに「多重人格」のイメージだが，徐々に自己の中には様々な相反する感情が存在することが人間の自然の姿であると受け入れられるようになる途上にあるのでは，と話し合ったことがある．このような解釈をするには子どもの不登校から現在までの現実レベルの言動の推移をきちんと抑えておくことが必要である．また，我が子が枠を破り変容していくことで母親は何を恐れているのか，「多重人格」から母親は何をイメージするかを話題にすることで，母親の現実世界とファンタジーの世界をつなげていくこともできる．

１年間かけて紙で外国の町を作り，完成とともに登校を開始した子もいる．内的なイメージの再統合を果たした印象を持った例である．遊びの中でお医者さんごっこを展開し，自己の心を象徴的に癒す例も体験した．また，子どもがファンタジーを話す中にセラピストのイメージも組み込み，外的世界とつながっていった例もある．学校にも家にも居場所のない小６の男の子が，架空の国づくりの話に没頭する中で，筆者を初めてその国の国賓として招いてくれたことに感激したことがある．その国の様子を聞くことで，彼が現実の世界でどんな思いをしているかが伝わるとともに，ファンタジーの世界で占められていた彼の心に筆者という現実の存在が組み込まれたことに安堵した覚えがある．どのような媒体を使用してファンタジーを表現する場合にも，それを共有してくれる人とのつながりが，子ども達が現実の社会に戻っていくためには不可欠である．

また，卒業式には担任をぶん殴ってやるんだとか，自分をいじめた奴をダイナマイトと毒薬とどっちでやっつけようかなどと，物騒な話をして親をあわてさせる子もいる．親は現実レベルの話として心配することもあるが，ファンタジーのレベルで聞いてあげればよいことも多い．

臨床心理士は，不登校児と面接室やプレイルームなどの，現実から隔離された空間で子どもの表現する内的なものを大切にしながら会うことが多い．しかし，子どもが面接室へ通う過程は，子どもから見れば，家庭という保護された空間から外へと飛び出すことである．具体的には，バスや電車の交通機関を利用し，セラピスト以外の人々と接触し，面接に遅れないように時間を管理する，きわめて現実的な適応体験をしていることを忘れてはならないと思う．キャンセルなく毎週時間どおりにこれるようになったり，親から離れて一人で通うようになれるなどの現実的な行動レベルが，子どもが社会へ参加する力の指標となる．セラピストは，子どものファンタジーを大切にするとともに，常に現実との照合を忘れてはならないと思う．

5）移行対象

子ども達が学校や勉強から離れた時期に没頭する対象が，内界と外界の橋渡し役となることがある．移行対象としては幼い子が手放さないぬいぐるみが有名である．悲しみや不安を癒してくれる対象ともなれば遊び相手や攻撃の対象にもなるぬいぐるみは，同行させることで外界に向かっていける安全基地にもなりうる．以前，家にあるクリップを１つ持たされれば保育園に登園できるのに，それを忘れると母子分離できずに登園を嫌って大泣きする幼児に出会ったこともある．そのクリップは，安心できる家の雰囲気を保育園に持ち込むことのできる大事な媒体であったのであろう．

このような対象とは少し異なるが，ある中２の男の子は，テレビの講座番組から将棋に関心を持つようになり，講座用のテキストから棋譜を拾ったり棋士の素顔に興味を持つようになった．疎遠であった父親とも将棋を媒介にして関わるようになり，その後将棋会館へと定期的に足を運ぶようになり，そこで多くの人達と交流が始まった．小６の女の子は，犬を親に飼ってもらうようになってから，その犬に色々な感情を表現するようになるとともに，朝夕犬の散歩に家を出るようになった．同じく犬の散歩で出会う人達と顔見知りになり，トリマーとも親しくなり，自分も将来トリマーになることにあこがれ学校へ復帰した．映画に夢中になり，ビデオを借りて見ることから映画館へ出かけるようになった子もいる．家で母親の料理を手伝うようになり，買い物にいそいそと出かける子もいる．

ウイニコットは，ぬいぐるみや毛布への愛着が多くの洗練された文化経験へと転化する時に生じるに違いない心理的変化に明確に言及していないが，移行様式を一つの生涯にわたる発達過程と認識していた感がある．彼は，現実受容という仕事は決して完成されないこと，いかなる人間も内的現実と外的現実を関係づける重荷から自由にならないこと，またこの重荷は，夢中になっている幼い子の遊びの領域と直結している中間領域の経験によって軽減されると述べているが，上述した子ども達の夢中になる対象をも移行対象に含めてよい気がする．

6）社会参加への具体的働きかけ

セラピストも，子どもを取り囲む人々との関わりが広がっていけるよう，親との面接の中でも話題にするが，実際には昔に比べ，学校関係を除くと家族以外に関わってくれる人は激減している．筆者の場合には，外への関心の出てきた子や，もともと親和性の高い子には，最近児童相談所でも始めたメンタルフレンド制のように，不登校児との関わりに関心のある大学生を家庭教師という名目で紹介し，勉強をみてもらうと同時に話し相手や遊び相手になってもらっている．関係が深まるにつれ一緒に外出したり，大学生の持っている世界に子ども達が関心を持ち，彼らがよきモデルとなり子ども達に取り込まれていくことも経験している．

このように子どもが現実レベルで多くのエピソードを体験できる場合には，セラピストは外の体験の意味づけと手助けをしたり，内的なものを表現できる場を提供することにウエイトを置いている．しかし，そのような外部の人との関係が持てない子には，継続してこちらに通えるようになるくらい筆者と関係がついた後に，秋葉原や原宿に行くのをつきあったり，筆者と外出する事に慣れた後は看護婦にも参加してもらい複数でカラオケに行くなど，社会性を養う機会をつくっている．稲刈りなど外泊を伴う遠出をすることもある．

7）子どもが来室しない場合

親のみで子どもが来室しない場合も多い．そのような場合には，まず親に継続的に来室してもらう中で，家の中で子どものしていることの意味，親の関わり方などを話し合うことが多い．相談に来室するようになってから親の態度が変化するのを見たり，親からセラピストのイメージが伝えられる中で後から子どもが来室することもめずらしくない．また，子どものしていること，たとえばビデオを借りて見まくっている話から，セラピストの知っているその子の好みにあいそうなビデオを母親に紹介することもある．それが親から子どもに伝えられ，子どもの方から「他に何のビデオがおもしろいか先生に聞いてきて.」と親に頼むようになり，親を媒介とする形でコミュニケーションが始まることもある．プラモデルの好きな子には，子どもの夢中になっているジャンルのプラモデルを親に買っていってもらい，病院にあるプラモデルを先生が作ってほしいという形で伝えてもらうこともある．子どもが喜んで作った作品を母親に持参してもらい，それに礼状を書き，新たなプラモデルとともに親に持って帰ってもらうということを繰り返す中で，病院に自分の作ったプラモデルがどう飾られているか見てみたいと来室した子もいる．

8）家庭訪問について

家庭訪問は多大な時間がとられるだけでなく，始めたからには一定期間継続して訪問できないと，かえって子どもは見捨てられた体験をすることになるので覚悟が求められる．また，子どもと会っている時に，親が介入し子どもの問題点をセラピストに訴えることがある。上手に境界線をひかないと子どもがセラピストの前で親に責められることになる．親がセラピストに過大な期待を持ち依存するなどかえってマイナスになることもあるので注意が必要である．

しかし，外へ出る力のない子の場合，セラピストが訪れることで，外部との橋渡し役になれることがある．家庭訪問で子どもとの関係がついた後に，子どもが病院を訪れるようになった例もある．また，家の状況が訪れることで明確に把握もできるメリットもある．応接間や門構えを立派にしている一方，居間に暖かみが感じられないなど，その家庭の大事にしているものが家の間取りから見えてくる体験もした．

学校の教師が訪れる場合には，最初から登校を促すことは控えてもらい，子どもの趣味や生活に関してよい聞き手になってもらったり，一緒に遊ぶことで信頼関係をまずつくってもらうことをお願いしておく必要があると思われる．

9）学校との関係

学校の対応はまちまちである．不登校のきっかけをつくったと思われる教師の場合は，被害者意識も強く防衛的に親の対応をなじったり自己の正当性を訴えることもある．校長を中心に複数で相談室を訪れ，子どもの内的な理解より，いつ頃これるようになるかと表面的な解決を教育委員会を気にして問う場合もある．積極的に自らの関わり方を悩み求めてくる熱心な教師もいる．

こちらから求めて学校とコンタクトはとらないようにし，原則的には親が自分の力で学校と話し合えるようサポートするようにしている．教師から求めてきた場合，教師を批判せず共感的にサポートしつつ，情報交換やしてもらえることを具体的にお願いしている．例えば，学校の行事などはきちんと親に流すようにしてもらっている．親も子どもにその都度学校の情報を伝え，どうするかは子どもにまかせることが大事なことを話しあっている．子どもの精神状態が極度に不安定な場合を除いて，一時的に不安になったりいらいらすることがあっても，子ども自身に関する情報はきちんと知らせるべきであると思う．

10）親の心理的変化とサポート

親はなんとか子どもが登校することを願って相談室を訪れるが，登校に関してはすぐに変化しないことが多いので，今まで持っていた子どもへの期待や世間体など，多くのものを捨てていく体験をしていく．しかし，終業式や新学期などには再び心が揺れたり，一時的に登校し再び学校へ子どもが行けなくなった時の精神的な落ち込みは激しい．セラピストはこのような親の危機状態に目を向け，長期的な時間の流れの中で子どもを見守る視点を提供しながら，親をサポートしていくことが重要である．

11）終結

不登校を示した子どもは，一時学校へはずっと行かないとか学校をやめるということがある．しかし，当相談室に来室した子どもを見ると最終的には転校することも含め，再び学校へ戻る例が多い．登校を再開するのは，新学期や新学年になった時，中学から高校へ変わる時など，やはり区切りのよい時が多い．また，部屋を片づけたり，新しく制服を作り直すよう要求したり，髪を切ったり，登校を再開するための準備行動を取ることがしばしばみられる．登校を再開した時点で面接を終了する例が一番多いが，それ以後も子どもの希望で来室しながら自分のテーマを乗り越えていったり，学校生活が忙しくなる中で現実生活へ比重が移行し，面接間隔があいていき，自然に終結へ至ることも少なくない．少数だが就職したり，アルバイトをしたり，学校へは戻らず施設のボランティアなどに参加することを契機に終結を迎えることもある．

C．不登校の症例

最後に，愛犬という移行対象や絵画などのイメージ表現を媒体として，自己の主体性を回復し不登校状態から学校へ再び通うようになった事例を絵画などの作品の変化を中心に紹介してみたい．その背景には，セラピストとの治療関係や親，家庭教師，担任の先生などの周囲の理解ある関わりがあったことはもちろんである．

R（女）は小学校の3年の3学期から登校できなくなり，不登校状態が続いた小学校6年の終わりまで当相談室へ来室した．小学校卒業を機に，彼女は今まで在籍していた私立の学校から公立中へ移ることを選択した．すぐに友達もでき，楽しい学校生活を送っているとの手紙を，友達と写したプリクラの写真とともに筆者に送ってくれた．現在（中3）も学校生活を楽しんでいる．

Rと母親の両者ともに筆者が1人で担当した．母親には月に1度ほどのペースでカウンセリングを主体に会い，Rは小3から小5までは1～2週間に1度の割合で，小6時は2～3ヵ月に1度の割合で，プレイルームで遊んだり，ゲームをしたり，会話や，絵や箱庭などの創作を媒体に会った．

なお，プライバシーの保護のために内容に変更を加えたことをご容赦願いたい．

1）症例の概要

主訴：小学3年生の冬休み明けから登校を嫌うようになる

来室時の年齢： 9歳，R子，女子．

家族構成：父親（40 歳，書店経営，大卒），母親（37 歳，主婦，高卒），妹（Rと同じ私立小 1 年）の 4 人暮らし

生育歴：妊娠，出産時異常なし．満期出産，自然分娩，出生体重 3450 g．定頸，座位，始歩，始語などの発達に問題なし．母乳は 3 ヵ月で出なくなりミルクに変更．乳児期から物音などに過敏で 3 歳頃まで人見知りが強かった．母親は店の手伝いに出ていたため，日中は祖母が幼稚園入園までRを世話．あまり外へ出さず近所の子どもとの交流は少なかった．2 歳時妹が生まれる時に嫉妬を示し，母親が妹を抱いているのと同じように抱っこの要求が増える．しかし，妹の出生前に母親が妊娠した時に彼女を抱っこし流産の経験があるのであまり抱かなかった．

3 歳から祖母の意向で，幼稚園受験のための塾に通うが，慣れるのには時間がかかった．合格した 2 年保育の幼稚園も最初は登園時に泣いたりしていた．幼稚園に通いながら，小学校受験のために，塾，体操教室，お絵描き教室などに通う．拒絶はしなかったが嫌々ながら通っていた．私立小に無事合格するが，慣れるまで尿意が近くなったり頭痛を訴え，指しゃぶり，ボーカルチックが認められた．

Rの性格：母親からは，頑固で融通がきかない，何を考えているのか言葉にしないのでわからない，真面目で宿題などの課題をきちんと行う，妹に比べ甘えるのが下手，新しい場に参加するのに恐怖感が強く失敗を恐れることなどがあげられた．

母子関係：母親自身抑制的な性格であることや，別居はしているが祖母が初孫としてのRを溺愛し母親の思うように関われなかったことから，母親と妹との関係の方が密な傾向が認められた．Rのために第 2 子を流産させた思いもあること，店の手伝いや受験のための塾通いや私立小合格後の勉強量の多さをR達にこなさせなければならないなど，母親に課せられたノルマが母親にRと関わる楽しさを奪い，母子間の親密さを遠いものにしたことが感じられた．Rも妹出産時に母親への甘えを示したことはあったが，うまく果たせず，母親から父親に愛着の対象を変え，それが来室当時も続いていた．

不登校の契機：小 3 になって担任が女性から中年の男性教師に代わるが，その担任がちょっとしたことでかっとなり怒鳴り威圧的なので，Rも緊張し，よ

く頭痛を訴えたり頻尿となり，冬休みを挟んで3学期より泣いて登校を嫌うようになる．不登校の理由は自分からは言語化せず．

それまで，彼女は小学校1年生から必死になって学校生活に適応しようと，緊張しながら学校の求める課題をこなし続け疲れ果てたと思われる．親や教師の敷いたレールの上を受動的に走らされ，ついに走れなくなったと言えよう．

母親面接と治療方針：母親は学校の担任から育て方が悪いのではと指摘され，家でも祖父母から暗に母親の役割を果たしていないニュアンスのメッセージを感じ，孤立無援で涙ぐむ．自分から積極的に話す方ではなく，学校から筆者のもとへ相談に行くように言われて来室するなど，主体的に行動するより，周囲からの役割期待に一生懸命あわせようとする姿勢が感じられた．

このような母親のサポートをし，セラピストのできることや母親にどうRに関わってもらうかなどを話し合い，治療同盟が形成できるよう働きかけた．

次の面接でRと会うが，内的な豊かさを絵で表現する欲求が強いことを感じたので，定期的な通所をしてもらい，今の怯えた状況から解放され自分らしくいられる空間をつくり，絵などを媒体に自由に自己表現出来るようにすることを母親と話し合う．

Rとの初回面接の印象：母親に伴われて来室．小柄でおかっぱ頭で黒目がちの大きな瞳をふせ，ふっくらとした頬が緊張のためか赤く染まっている．白いブラウスに花柄のピンクのカーディガンに赤いスカート姿．

筆者が自己紹介し，前回に母親から聞いた情報をもとに，冬休みに行ったスキー旅行のことやクリスマスや正月のことを尋ねると，クリスマスのプレゼントとして祖母からウォークマンを買ってもらったことや父親からマウンテンバイクを買ってもらったことなどを小さな声だがきちんと答えてくれた．

後半は笑顔も見え，家族画を描いてくれた．次回以降も来室することに同意．

2） Rの心の変化と作品の流れ

<第1期>

登校への恐怖と葛藤の強かった時期（小3　3学期）

朝，一応制服に着替えても学校へ行けない日がしばらく続くが，そのうちに朝起きてこなくなる．「ずっと学校へは行かない」と言ったりもする．相談室

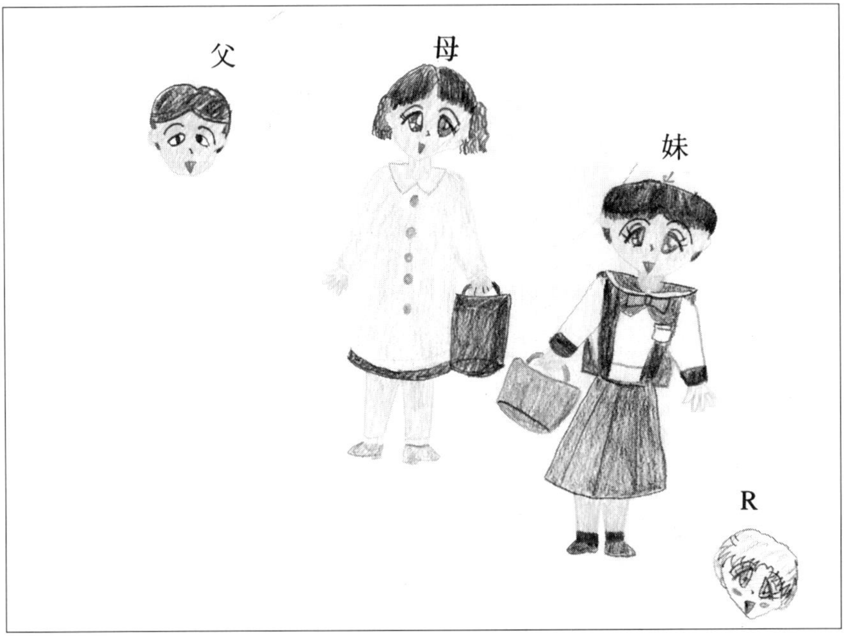

図 15　家族画 1（○年 1 月 27 日）

には休まず喜んで通ってくるようになる（週 1 回の割合）．絵や箱庭以外にゲームボードを楽しみ，射的は「気持ちがいい」と飽きずに行う（aggressive な表現喜ぶ）．担任からの手紙がきても返事を書けず，担任からせっかく書いたのにと母親は怒りをぶつけられる．友達からきた手紙には，返事を出す．「洋服を自分で選ばせて」と自己主張が出てくる．また，小さい時のアルバムを引っぱり出して見て，「3 歳の頃になりたい」としばしば言う．たこ焼き作りなど，料理にも興味が出てくる．母親からは，「登校している時にはいつもはやく，はやくとせかしてばかりいた」と反省の言葉が聞かれた．

小 4 になる前の春休みに犬（プードル犬オス）を飼うことになる．それまで，R は動物は好きでなく，怖がる方であった．また，筆者の紹介した大学生（女性）を気に入り，家に来てもらい一緒に勉強したり遊ぶようになる．

図 15　家族画 1（○年 1 月 27 日）

やや右側に偏っているが，まず母親と妹をていねいに描き，右端下に自分の

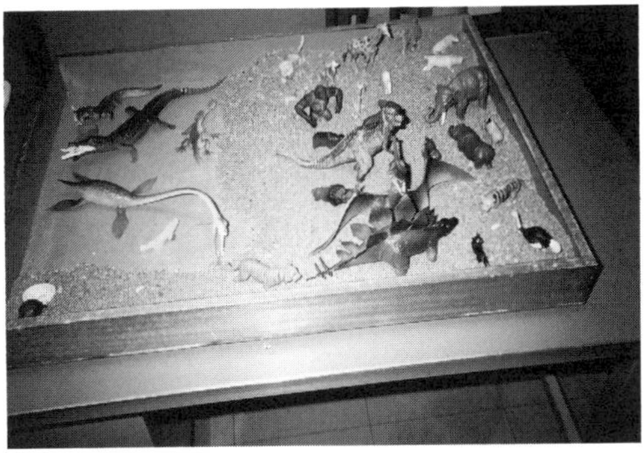

図 16　箱庭 1（○年 2 月 1 日）

顔のみを描き，最後に左側にやはり父親の顔のみ描いたのが印象的．R は父親との関係はよく，将来お父さんのような人と結婚したいと言う．家では R と父親，母親と妹がユニットになっていると思われる．家での R や父親の存在感の希薄さや，妹の制服姿から日常生活において学校の持つ比重の大きさが伺われる．まだ，女性 3 人の顔は分化していない．

図 16　箱庭 1（○年 2 月 1 日）

「おもしろそう」と，最初にらくだを取り，右中央に左を向けて置く．次にキリンを取り左上に右に向けて置く．その後左下に，「海，池かなあ」と言って砂を掘り，青い面をのぞかせる．そして首の長い恐竜を右に頭を向けて置くが，首が池からはみ出してしまうので，左に向けて置くが，「もう少し大きくする」と言って，一回り大きい青い面を作る．ちょっと考えてから，その倍ぐらいの大きさにする．それでも気に入らず，左半分を湖にしようと，キリンを取り除いて，中央に縦の線を引いて左右を分割し，左を掘り湖にする．左下に少し砂を置き陸地にする．恐竜に苦労して魚をくわえさせる．次に大きな鰐を取って最初は恐竜の首に咬ませる．しかし，すぐに取って，その鰐にも魚をくわえさせる．他にも 1 匹鰐を取り出し，それにも魚をくわえさせる．その後次々と，とかげなどを出しては，たこなどをくわえさせたりする．「今度は陸の方」と言って，恐竜を次々に置いていく．また，象を 2 匹近づけて置き，鹿やサイ，ゴリラなども置く．

蟹を埋め，「本当は目だけ出している」と言う．亀と，亀が生んだと言って

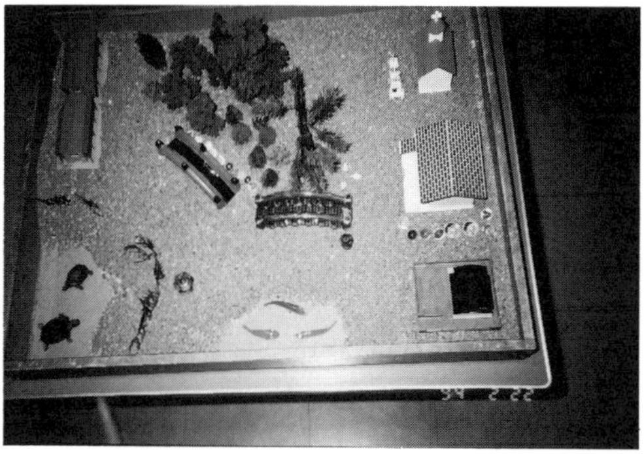

図 17　箱庭 2（○年 2 月 22 日）

卵も置く．

穏やかな草食動物を取るが，すぐに恐竜に変わり，aggression や飲み込まれる不安や食べ物に象徴される「満たす物」を表現．二つの世界に分割するが，明確に対立する構成ではない．徐々に湖を広げていったのは，それほど無意識世界の抑圧が強くないということか．目だけで外の世界を見ているのはR自身とも思われる．卵に象徴されるように新たに何かが誕生する可能性も感じられる．

図 17　箱庭 2（○年 2 月 22 日）

始めに卵を取り出し，「恐竜って卵を生むよね．でも鰐にしようかな．やっぱり亀にしよう．」と，迷いながら亀を選択．「大きな家の庭なの．」と言いつつ，それにあう家を探すが，イメージにあう家がなく，緑の屋根の木製の家を右中央に置き，その上方に教会（その前に日本の寺院を持ち，「恐いからやめた」と言う）を置こうとし，一瞬ちゅうちょして，「恐いからやめようかな」と言う．しかし，「やっぱり置こう」と決断．左下隅に池を掘り，その周辺に卵を 3 つ埋める．池の周囲を草でおおい，亀を 2 匹置く．その後最初に置いた家の前に大きな木を植え，その下中央から左に向かって木を植えていく．左にアパートを 2 軒置く．また，右端下に芝生付きの家を上下に 2 軒並べて置く．中央の家の下をビー玉で区切る．中央からアパートへ向かって橋を一つ置き，それにあわせて，木を植え替えビー玉を置く．その後亀のいる池に魚を置くが，狭いので「もう一つ鯉用の池を作ろう」と言って作り，3 匹鯉を置く．橋の向こう側には3羽のニワトリが寄り添うように置かれる．ちょっと考えて，教会の前に結婚式の馬車を置く．また，橋の下には二つの灯籠を置き，終了を告げる．

通っていた幼稚園や自宅前に教会があり，冠婚葬祭をよく目にしているとのことで，教会や寺院に対し「死のイメージ」があるが，教会のイメージを自ら結婚式に変え，はれの世界にする．今回は水の部分が縮小し，現実に近い世界．卵と結婚式，橋に，誕生や結合のテーマが感じられる．また，三つという数が増え，力動性や新しい発展の動きを示しているとも思われる．

<第2期>

新しい担任に惹かれて部分的に登校を再開した時期（小4の1年間）

小4になり新しく若い女性の担任に代わる．その担任にポジティブな感情を持ち，いったん登校を始めるが再び休み始める．母親は一時激しく落ち込み，話していても涙ぐむ（いったん登校した後に子どもが再び休むと一般的に親の落胆は大きい）．その後，担任の授業のみ出るようになる．休むことにこだわらなくなる．少女漫画雑誌を読むようになり同世代の流行に関心が出てくる．付録の住所録や星占いが書いてあるメモ帳などを持参し，筆者に住所や血液型，好きな物，嫌いな物などを書かせる．筆者に対してふざけたり，ルールを無視してゲームを行うなどの行為も出てくる．林間学校には迷いつつ，自分で決めて参加するが，午後になるとメソメソしていたという．しかし，自分で選択することが速くなり，学校へ行くと言った日は必ず登校するようになる．友達も今までのおとなしいタイプと違う子との交流が始まり，あだ名で呼び合うようになる．自分が将来なりたいものも出てきて，おとなになることにも関心が出てくる．

図18　箱庭3（○年5月9日）

「今日は町を作ろう」と，手前に池を作り，左上にお城，右上隅に東京タワーを置く．池に橋を渡し，「古い町と新しい町がつながっているの」と言う．右端にアパートなどの家を置き，ヨーロッパスタイルの家を中央に2列に横に並べ，池の周囲に木，神社（左端下），鳥居を置く．結婚式の馬車を取り出し橋を渡らせ，砂の上を走らせ，ヨーロッパ風の家並みの間を通し，グルーと一

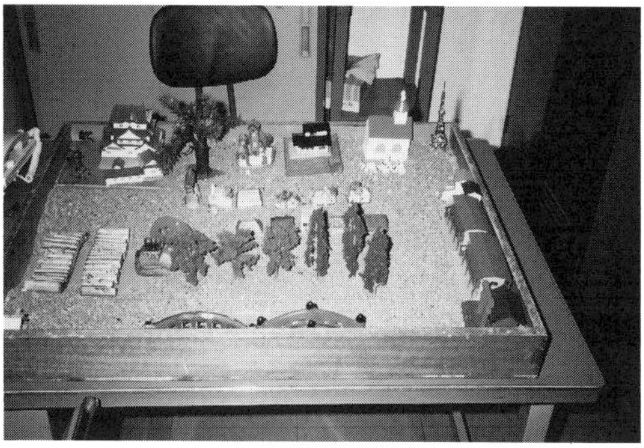

図 18　箱庭 3（○年 5 月 9 日）

周させる．教会を東京タワーの左に置き，その前に馬車を止める．自動車を教会に向けて 3 台置く．その後，1 台を橋に置いたり下へ移動させる．

二つの世界をつなぐことと再生のテーマが明確になった作品と思われる．

図 19　筆者が出した図形を絵にする遊び（○年 5 月 30 日）

すでに何回もこのような遊びを行っているが，うんちが出現するなど，絵で遊ぶことは初めて．

図 20　家族画 2（○年 6 月 6 日）

愛犬も登場し動きのある楽しい絵であるが，父親は家族 3 人からやはり離れた後方にいる．愛犬とRの距離はまだ近くない．Rは母親と妹と一緒に描かれているが，妹に比べて母親とはまだ距離がある．また，妹のみベンチがある．やはり学校の制服姿が描かれるが，最初の家族画のようにカバンを持っていないのが興味深い．顔はまだ 3 姉妹のように見える．

図 21　シャチトレーナー（○年 7 月 30 日）

自分のなりたい職業を描く．動物の苦手であったRが，犬を飼うようになってから色々な動物に親和性を示すようになる．大人になるイメージや未来に対しなりたい夢が出てくる．シャチトレーナー以外では，保母さんになりたいと言うなど，母性的なものを与える職業をイメージに持つようになる．

図 22　シンデレラ姫（○年 7 月 30 日）

将来なりたいものが出てくるようになるとともに，時間の流れに対する観念も強くなってきたようだ．母親と妹は別の空間にやはりいる．自分は，現実と

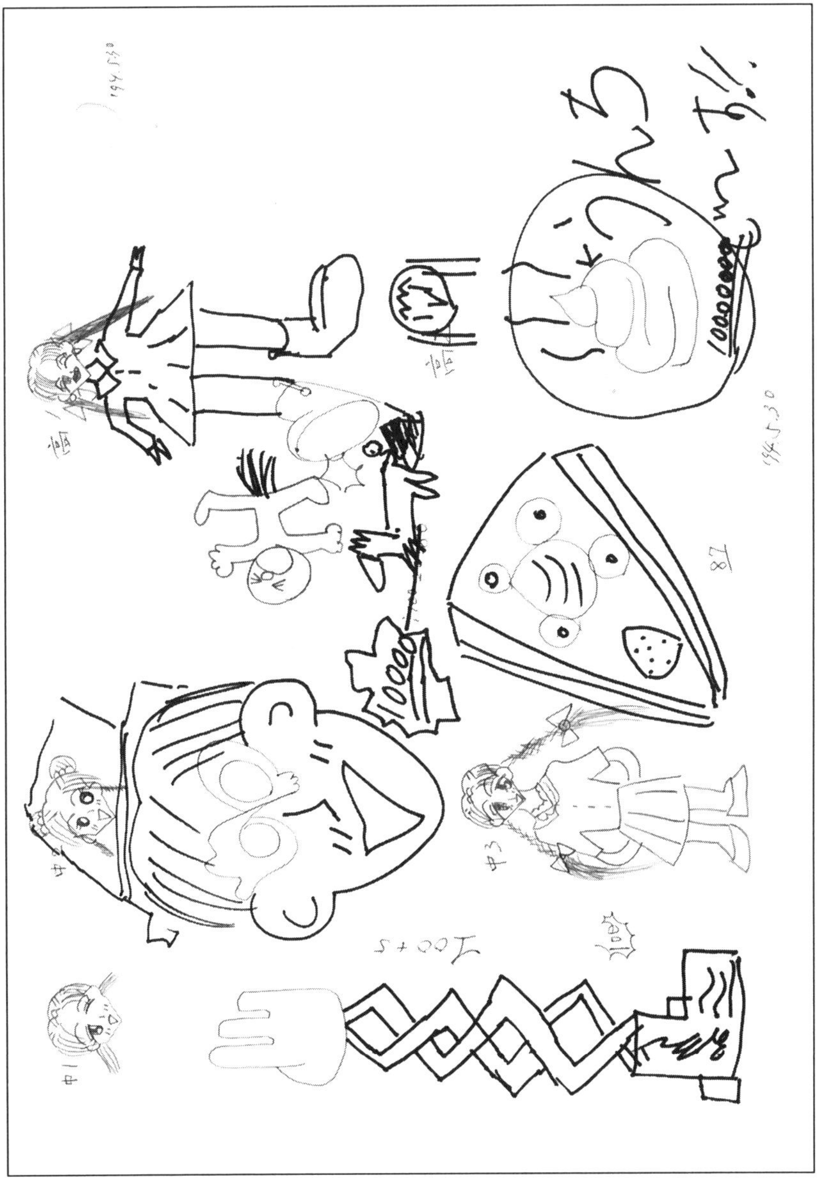

図19　筆者が出した図形を絵にする遊び（○年5月30日）

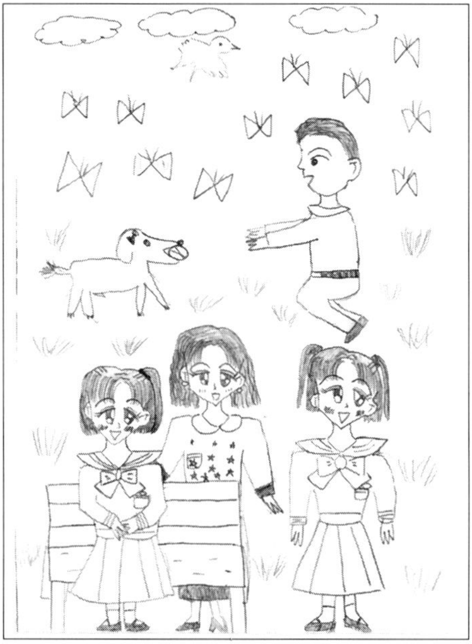

図 20　家族画 2（○年 6 月 6 日）

ファンタジーの馬車の中と 2 人いる．お城に向かう王子様は汗をかき，大変そうで 12 時までに間に合いそうもない．女の子の顔が個性的になってくる．結婚のテーマはよく出てくる．

図 23　月に吠える犬（○年 8 月 11 日）

1 匹で月に向かって吠える絵も描き，自分は級友と違う方向を歩む意志も見せる．この頃から飼っている犬（自分と同行）のイメージがよく絵に登場する．

図 24　制服と私服の自分．犬も一緒．（○＋ 1 年 2 月 1 日）

私服と学校の制服姿の自分を描くが結局私服姿は消される．愛犬も登場．

図 25　未来の遊園地（○＋ 1 年 3 月 29 日）

春休み中に 6 日かけて描いた曼陀羅的な未来の遊園地の絵．R の強迫的な性格も認められるが空間分割に興味が出てきて，R の心の中も分化してきたことが感じられる．

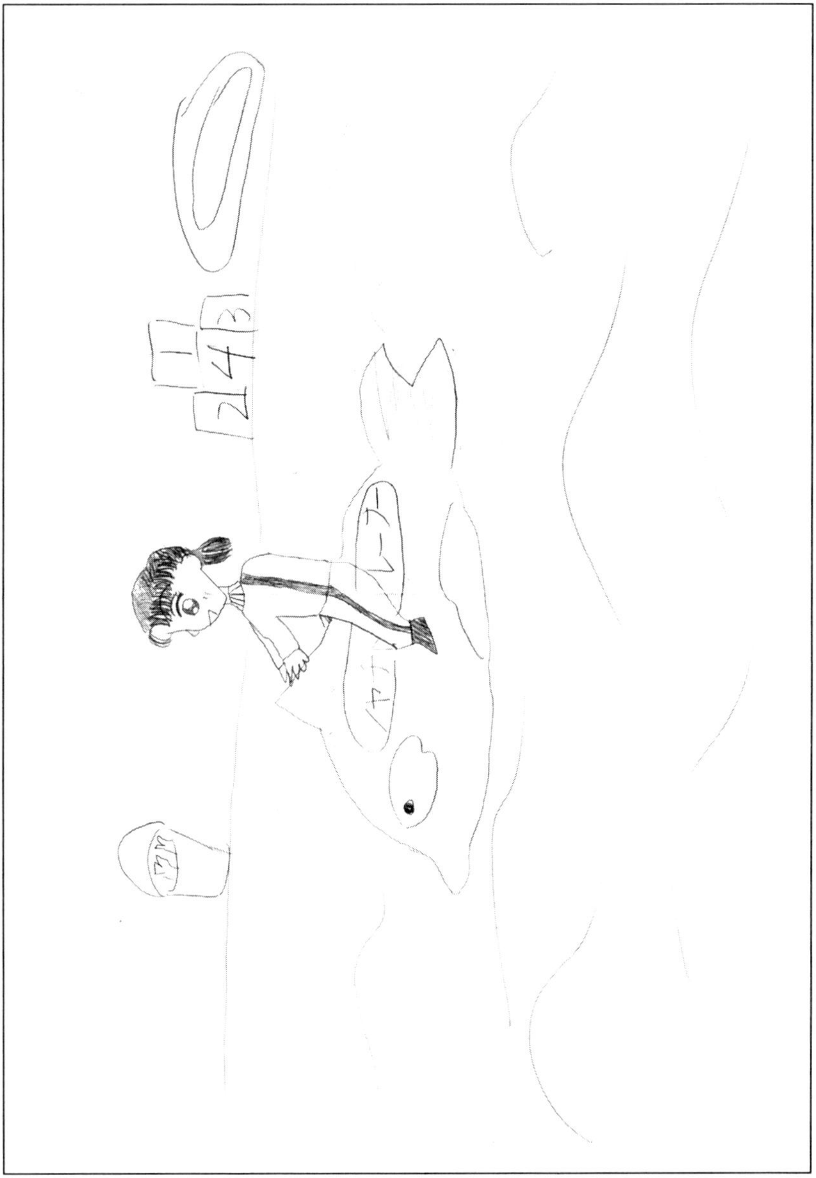

図21　シャチトレーナー（○年7月30日）

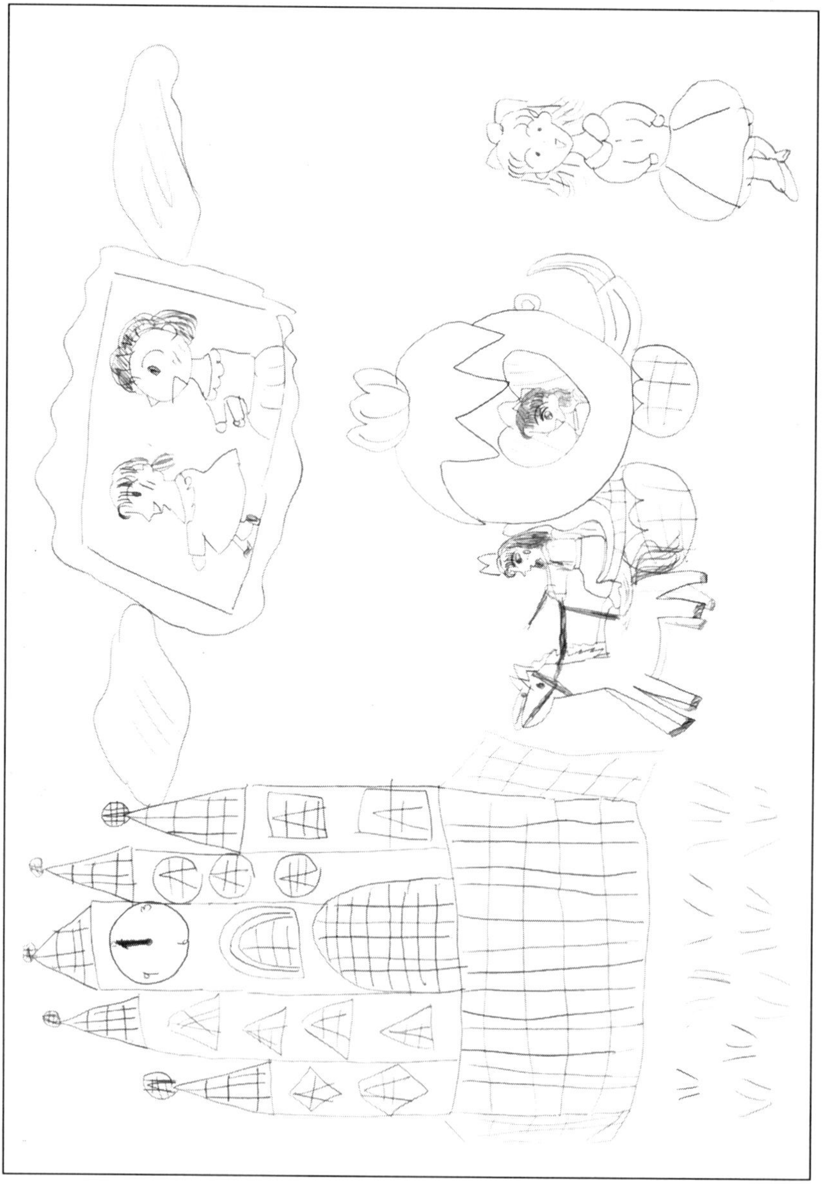

図22　シンデレラ姫（○年7月30日）

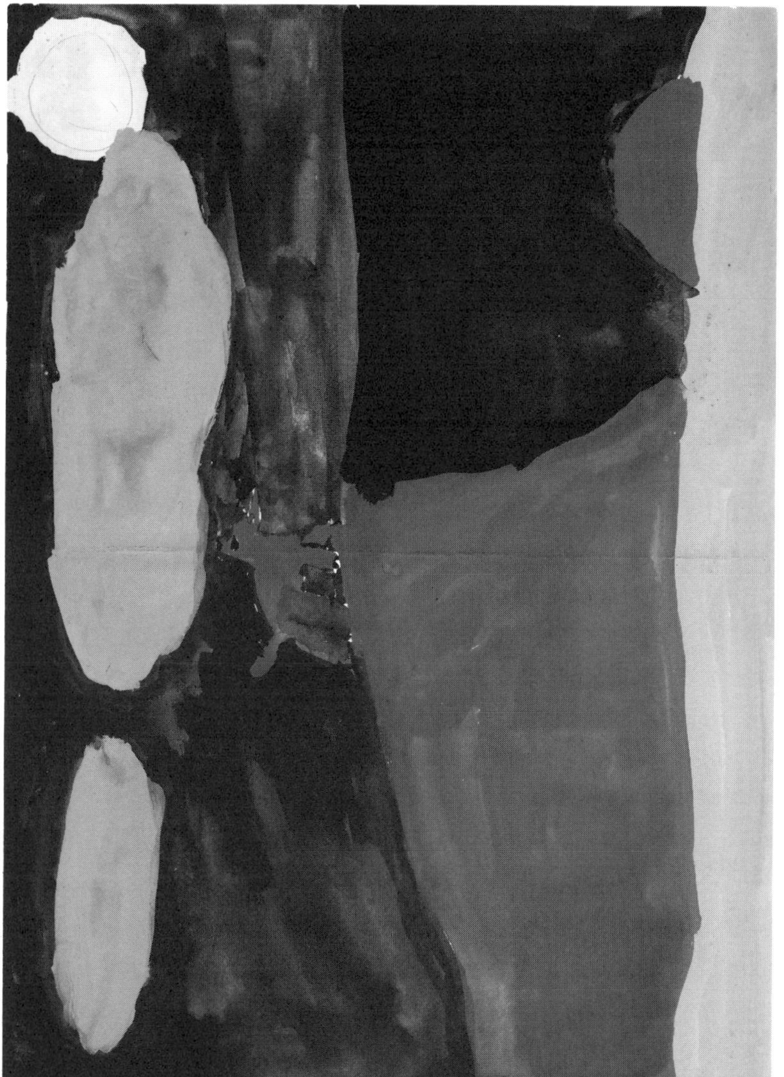

図23　月に吠える犬（○年8月11日）

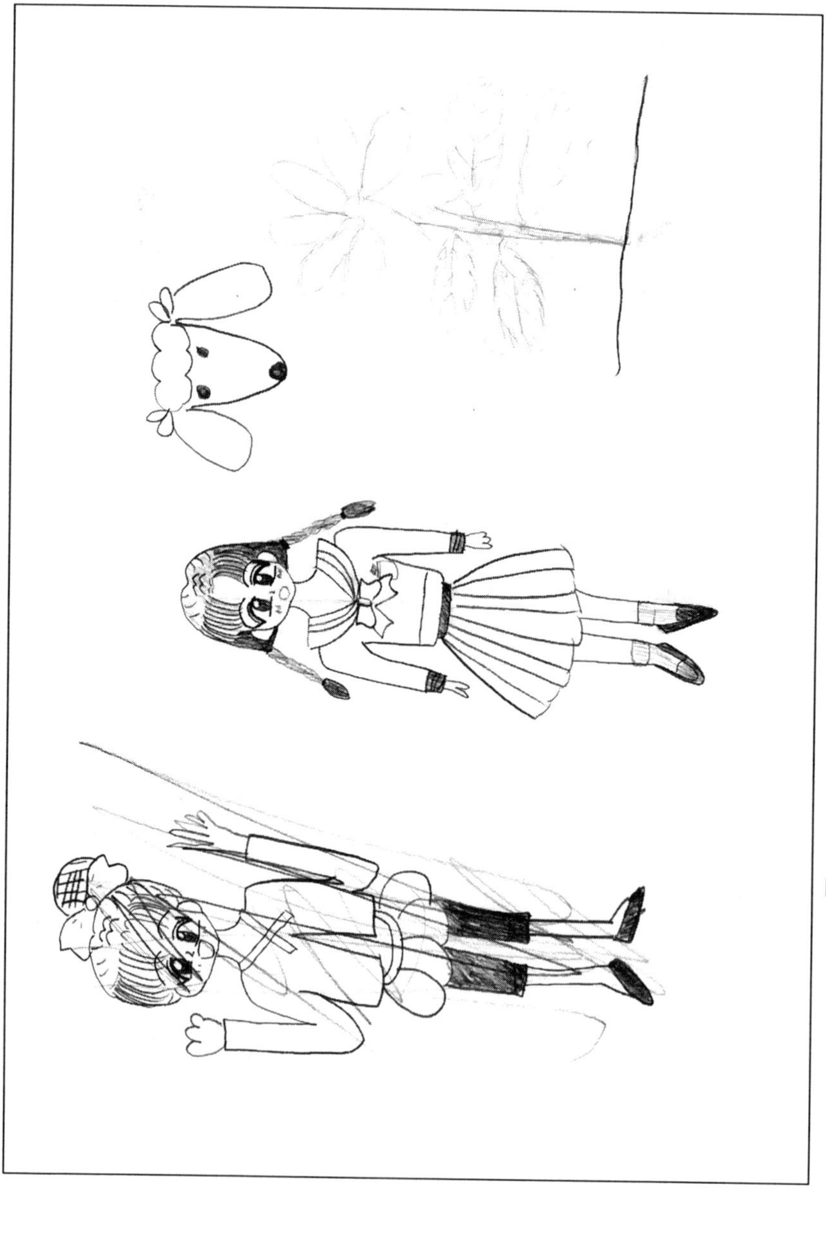

図24　制服と私服の自分．犬も一緒．（○＋1年2月1日）

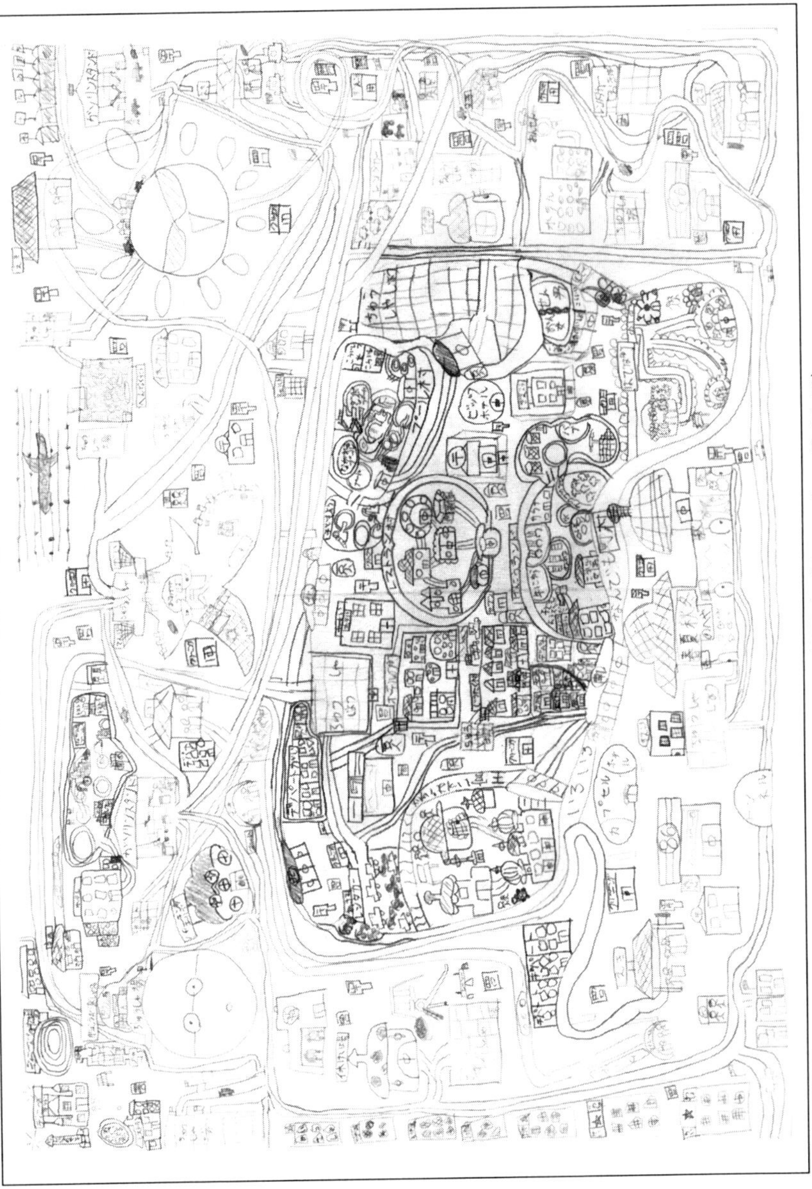

図25　未来の遊園地（○＋1年3月29日）

<第3期>

自分の意志で外へ飛び出す時期（小学校5年生）

今まで通っていたおけいこごとや塾はずっと休んでいるが，英会話とピアノをやりたいと自分の意志で始める．夏休みに孤島でのキャンプ参加を友達と申し込む．相談室では，自分からいろいろな遊びを考え出し，ルールも作っていく．母親と離れて一人で来室するようになる．

話すことが楽しくてしょうがないというようによくしゃべる．学校も自分の気に入った授業や行事のみ選んで登校．今まで決して言わなかった学校の先生に対しての好き嫌いもハッキリ言うようになり，どこがどうして嫌いなのかも具体的に話す．自分や友達に対する性格にも言及するようになる．

一時不登校を起こした妹に対し，「私もテスト20点とっても平気になったよ．」と，励ます．一方，妹に対する拒否感も強まり，同じ部屋は嫌と個室を希望するようになる．母親が口うるさいと批判もするようになる．幼稚園時代など小さい時のことも思いだし，塾通いで皆と遊べなかったと話す．

図26　家の見取り図（○＋1年7月6日）

空間分割の絵が続くが，自分の部屋を持ちたいと言いだし，妹と同室の部屋も含め家の見取り図を描く．妹の机はグチャグチャで自分の机はピカピカに描く．

図27　ストーリーの登場（○＋1年7月24日）

愛犬や自分，身近な人を登場させた漫画をストーリー的に描くようになる．まだストーリーは単純であったり起承転結がハッキリしていないものも多いが，空間分割（自我の分化）とともに時系列への関心（自己の行動を物語る）が出てきている．ここへ紹介する漫画は，Rにとって身近な妹，家庭教師，筆者，愛犬が登場．筆者はからかいの対象となっている．

図28　愛犬と自分（○＋1年11月17日）

自分は私服姿になるとともに，愛犬も洋服を着て複数登場．正義とパワーのシンボルであったり，おしゃれを楽しむ姿であったりする．自分と愛犬の距離は非常に近く，一心同体の感じ．

図29　愛犬がおばたりあんをやっつける漫画（○＋1年11月17日）

愛犬がおばたりあんをやっつけ優勝するストーリー．飲み込み支配する象徴

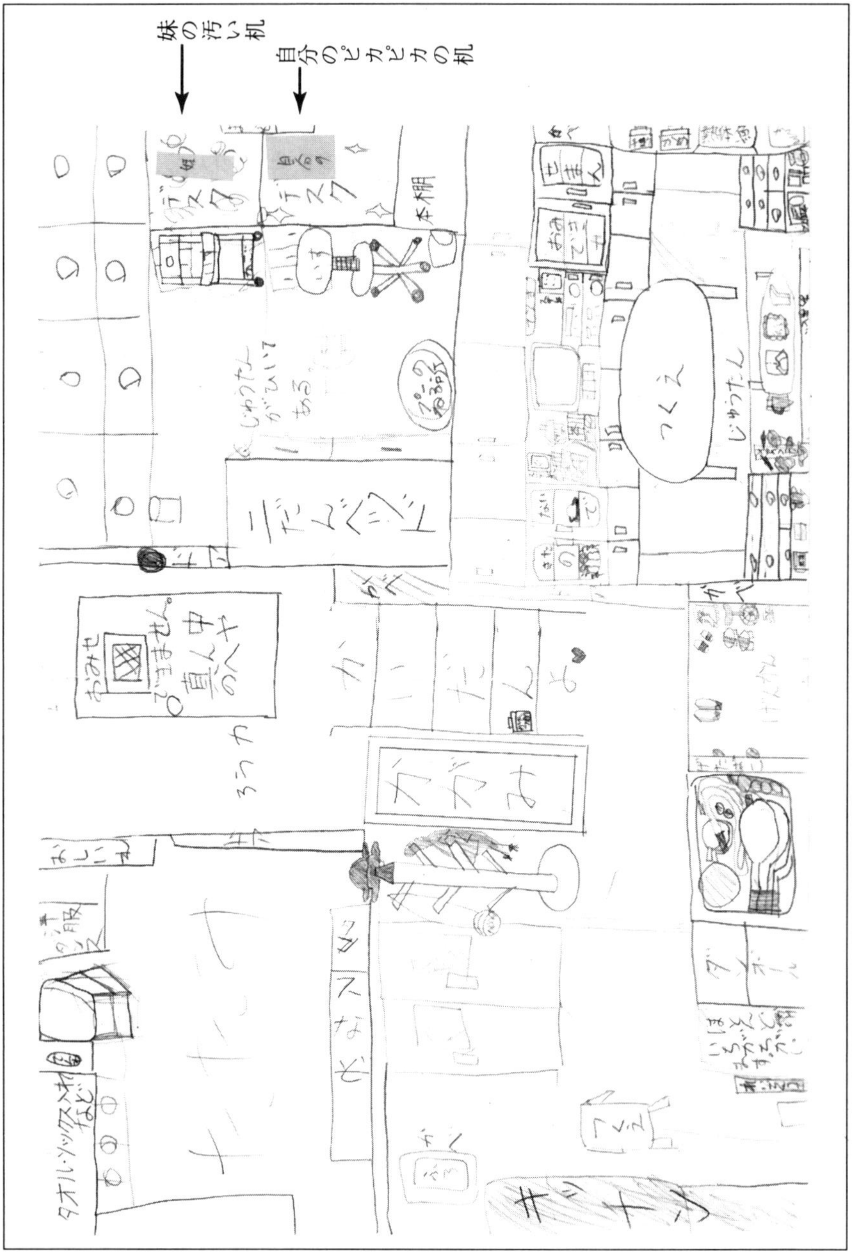

図26　家の見取り図（○＋1年7月6日）

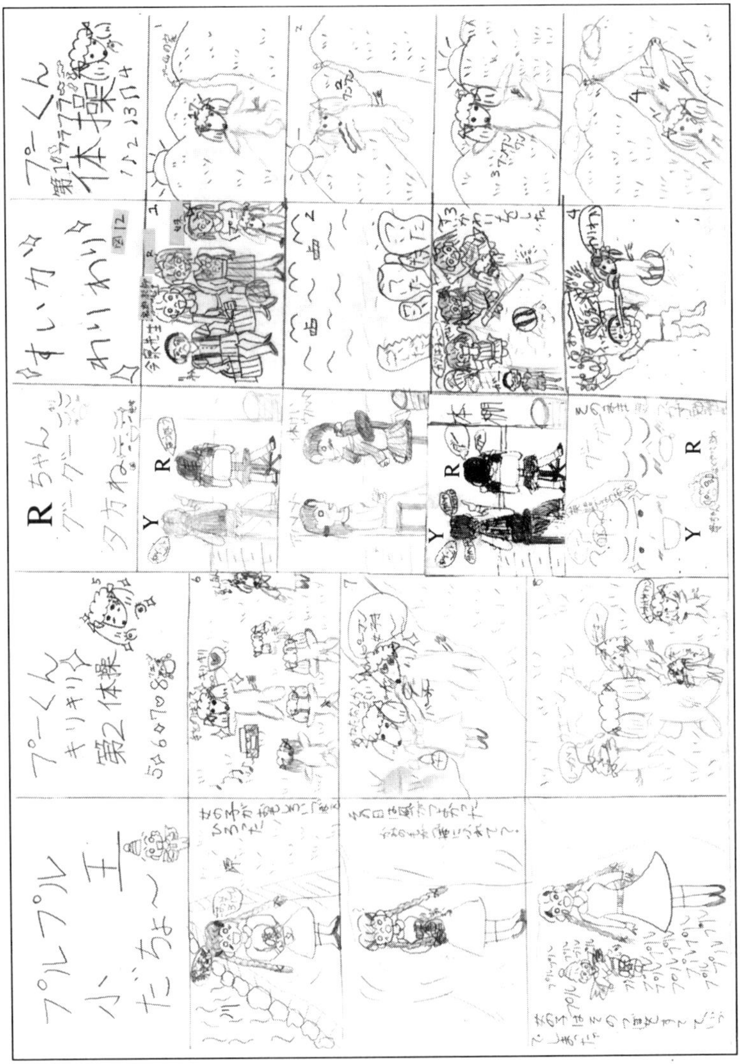

図27　ストーリーの登場（○＋1年7月24日）

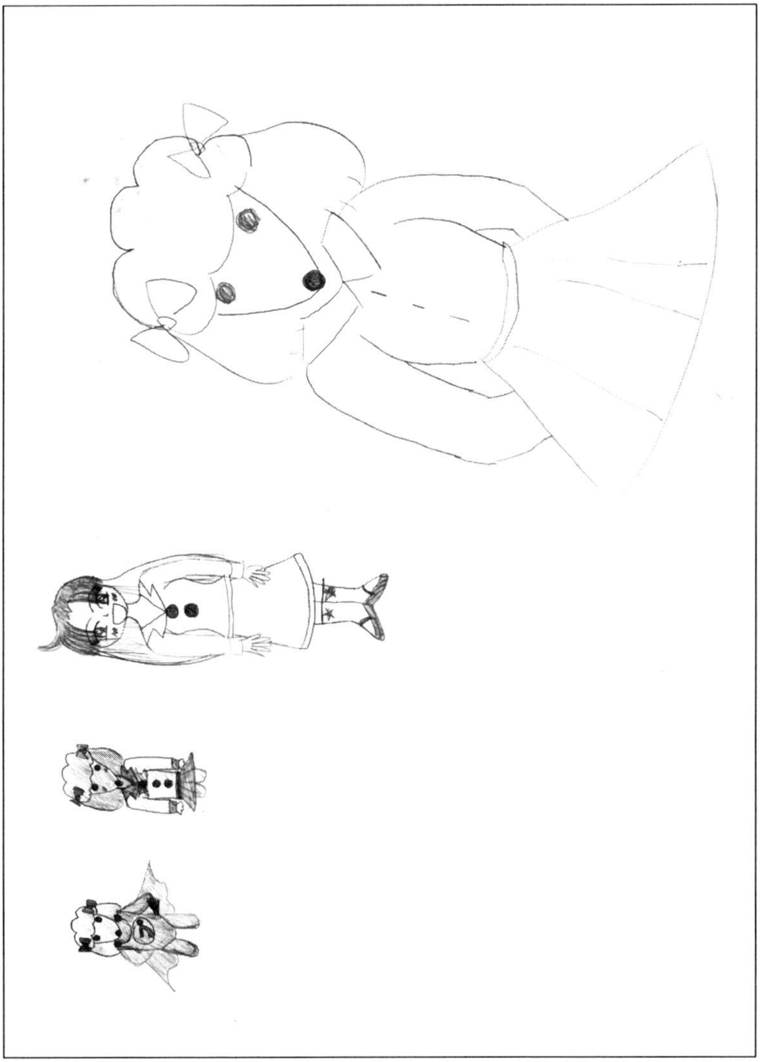

図28　愛犬と自分（○＋1年11月17日）

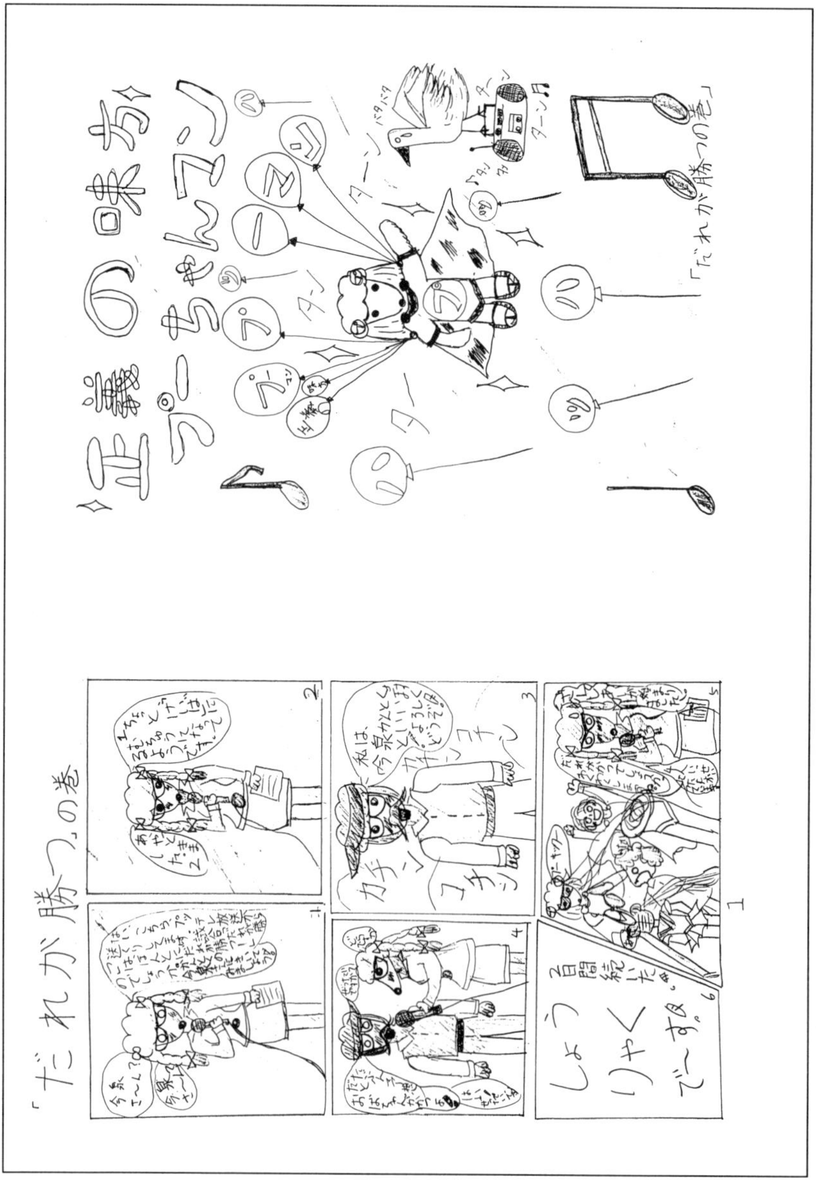

図29　愛犬がおばたりあんをやっつける漫画（○＋1年11月17日）

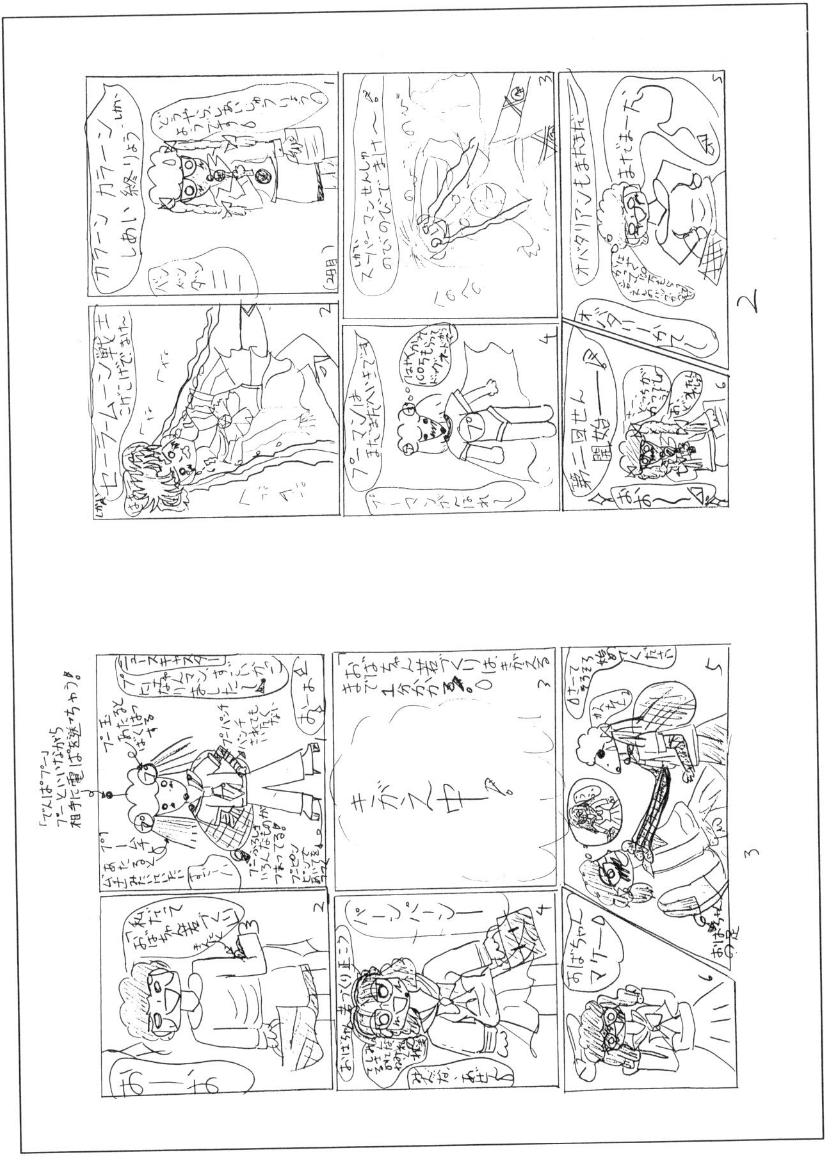

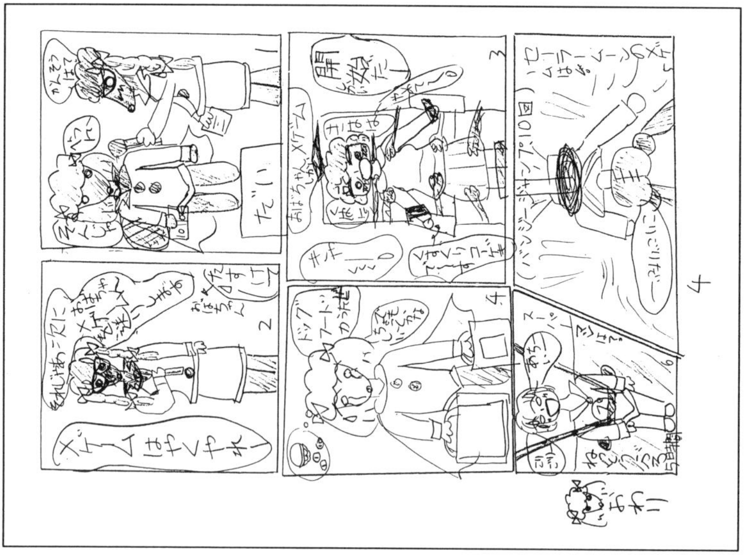

（母親，嫌いな学校教師など）がおばたりあんか？セクシャルな手段でおばたりあんを倒すのも興味深い．筆者は監督として登場．

＜第４期＞

在籍していた私立の学校から他校へ移る決意とその準備の時期（小学校６年生）

もっと自由な私立の中学校の受験を考え，家で家庭教師と受験勉強を始める．「まじめにやらないで，漫画を描きながら勉強すると楽しくなった」と言う．作文教室にも喜んで通い始める．また，その作文を持参して見せてくれるなど，自己開示の度合が広がる．作文は統合性に欠ける面があるが，人の心の裏面まで考察．「中学校に入ったらピアスをしたい」と自由にあこがれる．夏休みは，一人で通信教育の会社が主催する北海道合宿に参加．

こちらへの来室回数は２～３ヵ月に１回になり，話すことが中心となる．残念ながら私立中の受験は失敗するが，区立中学校に入学し，すぐに友達もでき，学校生活を謳歌している．

3）コンパニオンアニマル（愛犬の果たした役割）

不登校児が動物を飼いたがり，その動物が移行対象の役割を果たすことはよく知られている（井原成男 1991 など）．

Rの場合も愛犬の果たした役割は大きいと思われる．愛犬を通して，Rはかつて母親から与えられなかった不変的で受容的で安心感を与えてくれる対象に出会うことができた．そして，愛犬に安心してプラスの感情だけでなくマイナスの感情もぶつけられるようになり，両者の感情を統合できるようになった．

愛犬は母親であり，友達であり，自分自身であり，自分を守り同行してくれるパートナーになるなどRの願望するすべてになってくれた．Rは愛犬を育てることで自分が育てられた．愛犬は内界から外界へと向かうRの橋渡し役になってくれたと思われる．

4）母親や周囲の人々の変化

母親も言葉で自分を語ることの苦手な方であった．未来に対する明確な希望や夢も持たず，高校までなんとなく卒業し，一時OLとして勤め，その後現在の父親と勧められるままにお見合いし結婚に至る人生を歩んできた．Rの出産に関しても，父親方の祖母が父親が一人っ子であったことから孫を早くから望んでいたという表現をし，受け身であることが印象的であった．こちらへの相談も学校から勧められてということであった．子ども達を支配し自分の思う方向へぐいぐい引っ張っていくタイプではないが，父方祖父母の意向に従う形で私立の受験も進めており，子ども達との関係を主体的に深め多くを語り合うということは少なかったようである．

しかし，学校との交渉や祖父母にRの様子を説明するなどの中で，Rのことを理解し今彼女に何が必要かを一番わかっているのは自分であること，場合によっては対決してでもRを守らねばならないとの自覚も強くなり，必要なことはきちんと学校や祖父母に対しても話すように変化してきた．また，娘が主体的に行動したり言葉で自分の気持ちを表現することが下手なのは，自分自身が周囲から求められるままに，子どもに勉強をさせたり食事などの家事をこなし店を手伝う役割を受動的にこなしてきた結果であり，夫と主体的に家庭を築いてこなかったと洞察している．治療終結の頃には，ただ役割をこなす毎日に味気なさを感じるようになり，自分も家族も共に豊かに過ごすにはどうしたらよいかを考えるように変化し，自分のためにも時間を使うようになってきている．具体的には，絵を習いに行ったり，高校時代の友達との交流を復活させている．子ども達に対しても，自発的に言ってきたことを尊重し，金銭面の負担がなければやらせてみるという態度を示すようになった．

このようにRの不登校は，Rだけでなく母親にも変化をもたらし，父親もRの不登校を機に母親とよく話すようになり，Rの登校に付き添うなど育児に積極的に参加するようになった．このような態度は，祖父母の行動にも変化を生じさせている．

E．さいごに

不登校という問題は，学校がなければ存在しない．かといって，なぜ我が子だけが登校しないのだろうと，自分の育て方に非を感じる親も少なくない．また，長期にこの問題と向き合わざるを得ないことも多く，世間の目も意識せざるを得ない．この長期に渡る格闘の中で，たくさんのものを捨て，たくさんのものを得るクライエントが多い．そのポジティブな点を4点あげて終わりとしたい．

⑴不登校の問題とは，最初はその名の通り子どもが学校との関係が切れることから生じるので，親は我が子の学校への復帰を目的に，学校の教師に会うことはもちろん，子どものクラスメイトやその親達，相談機関，親の会など，多くの外の人達との接触が生じ，その中で親も子も新たな社会的な関係を体験する．また，体制から疎外される体験から，現在の教育や社会の矛盾を考えるようになる．子どもが学校など社会に再び参加する時には，自分らしさを損なわれない力を得ていることも多く，また自分らしさの保てることを基準に学校を選ぶことも多い．

(2)登校という枠組みの中で子どもと接触していた親が，その枠組みが取り払われてしまったので，新しい親子関係の在り方を模索せざるを得なくなる．その中で，登校という毎日の日課に追われていかに今まで親子でお互いの心が通う会話が少なかったか，いかに外の目を意識した価値感に縛られ，親子関係や自分の生き方を窮屈にしていたかに気づかされ，変容していくプロセスをたどる．

(3)子どもの不登校をきっかけとして，初めて父親が母親と連携して育児に継続的に参加してくることも認められる．子どものどのような状態の時にどんな形で父親が参加するかで，父親の価値観や今までの家族との関係が浮き彫りにされる．家庭内暴力まで発展したケースでは，いやがおうでも父親も引っぱり出される．

(4)子どもが長期に家におり，外に向かう動きに至るまでに時間のかかることも多いので，治療者や親の関心が登校させることのみに限局され，対症療法的な関わりをするのみではすぐに行きづまり，親の相談室への来室意欲も低下してしまう．そのため，セラピストも子どもの言動や家族の日常のちょっとした体験を，家族関係を深めたり外との接点をつくっていくきっかけにする視点を与える役割も要求されるようになり，自ずと子どもの行動の意味や親自身の生き方など深く本質的な話が展開するようになる．時間の持つ力や子ども自身の持つ成長の力を認識させられることも多い．

文　献

1）東山紘久：母と教師がなおす登校拒否．創元社，1984
2）Paul C. Horton, M.D.：SOLACE The Missing Dimension in Psychiatry. The University of Chicago, 1981，児玉憲典訳「移行対象の臨床－ぬいぐるみから大洋体験へ－」．金剛出版，1985
3）今泉岳雄：社会構造的フラストレーションがいじめを生む，児童心理 7．p 27-32，金子書房，1992
4）今泉岳雄：親と子の表情（1）～(12)，親と子 35（1）～(12)．東京民生文化協会，1988
5）今泉岳雄：不登校についての一考察，このはな心理臨床ジャーナル 2（1），このはな児童学研究所，1996
6）若林慎一郎：登校拒否．医歯薬出版株式会社

7）渡辺　位：不登校のこころ．教育資料出版会，1993
8）吉田脩二：不登校その心理と学校の病理，生徒の心を考える教師の会．高文研，1994
9）井原成男：ぬいぐるみの心理学．日本小児医事出版社，1996

（今泉　岳雄）

5．まとめ

明治5（1872）年に学制が作られ，わが国の学校教育が始まった．子どもの生活，家族の生活，地域社会の生活も学校を中心とした生活が行われてきた．

長期欠席者もある程度の割合で居たが，昭和50年頃より増加し，特に50年代後半から急激に増加している．この頃は日本が高度経済成長し，やや落着いた頃である．その増加の内訳としては，身体的疾患，経済的理由ではなく，不登校児が増えている．

不登校児の起こり方として，冨田[1)]の説を引用させてもらうが，核として児の素因があり，それを包む家庭環境があり，さらにその外側を包む社会環境があり，何らかの誘因（見かけの原因）があると発症すると述べている．

素因として門[2)]は，登校拒否児の共通している点は，神経質であり，自己決定力が弱く，協調性や融通性に乏しいと述べている．この素因は，小さい時から養われていたために家庭環境による影響も多い．元来，子どもは意外と神経質なものである．赤ん坊の時期に十分に抱っこされたか，外に向って行動を広げた時に，何か困難にぶつかり心細くなった場合に親が十分に包み込む温かさが有れば子どもは心の安らぎを得る．それがされないと，その子どもはイラつき，周囲の子どもにも刺激し，周囲の子どももイラつく．

家庭環境として，少子化に伴い，家庭内で子どもは王様として育てられている．たとえば日常外来診療をしていて，「お腹の診察をしたいのでベットに寝かして下さい」と言ったところ，靴をはいたまま寝かせる親が年々増えている．家庭でのしつけの低下があり，これにより，学校という集団の中で王様同士のぶつかり合いが増える．また核家族化が進み，離婚数も増加している．子どもが肺炎で入院しなければならないときに，「点滴をしたり，検査をしたりするため子どもが不安になるので付添って下さい」と言うと，「仕事があるから」「他に子どもが居るから」などと付添ができない家庭が増加している．子どもに何かが起こったときに充分に安心を支える家族の力が低下している．また，いつもから近所づき合いが行われていれば良いが，それが無いと，その家族が困った時に近所の家族が援助することができない．

社会環境としては，地域全体として子どもを育てる力が低下している．子どもが，悪い遊びや，いたずらをしていても，誰かが注意しても，「うちの子，何をしたのですか」と逆にねじ込まれることがある．この結果，学級崩壊という現象が起こっている．学校に関しても，門[2]は「学校の聖性の低下」を述べている．テレビゲームの普及により，子どもの遊びも集団での遊びが減っている．これでは他の子どもが何を考えているかの相手の心を読むトレーニングができないのでは，と思われる．塾の普及により勉強を学校でという，学校の求心力が失われていることの現れである．

このような現状では不登校はまだまだ増加すると予想される．

不登校の傾向がある子ども，または発症した子どもは身体的症状を訴えることが多い．その時の注意は前に述べたので省略するが，地嵜[3]，井口[4]も述べているように，医師は突き放すのではなく，温かく話を聞き，受け入れてあげる心を持たねばならない．また学校の対応は，この本の杉浦が述べているので省略するが，横山[5]も同様のことを言っている．

治療に関しても，精神科医として松本が述べ，臨床心理士として今泉が述べたので省略するが，地域全体としての取り組みが効果を表わしていると東大和市不登校問題市民会議[6]が述べている．

文　献

1）冨田和己：子どもたちのSOS－登校拒否・心身症．法政出版，京都，1990
2）門眞一郎，高岡　健，滝川一廣：不登校を解く．ミネルヴァ書房，京都，1998

3）地嵜和子：不登校児の初期のシグナルと症状．小児内科，28，649-652，1996
4）井口敏之，斉藤久子：不登校の症候．小児内科，28，653-657，1996
5）横山利弘：不登校児への初期の対応－学校・教師の対応－．小児内科，28，658-661，1996
6）東大和市不登校問題市民会議：子どもの心の呼びに応える．教育出版，東京，1998

おわりに

不登校児が増えていることは，子ども達にとって，今の日本が住み良い環境ではないことの一つの現象である．

子どもは，これからの世界の宝であると言われているが，この子ども達の世界を社会全体として考えなければならないと思われる．

不登校の子どもが生じない環境作りに，また，起こってしまった子どもの立ち直りのためにこの本が役立てればと思っている．

また，この本を書きなさいとの指示を下さった筒井末春先生に感謝します．

平成12年2月

武居　正郎

索　引

な

は

ふ

ほ

む

ゆ

よ

り

第１版発行　平成12年３月15日

登校拒否と心身医療

定価（本体 2,900円＋税）

監修　筒井末春

編集　武居正郎

著者　武居正朗
松本辰美
杉浦ひろみ
今泉岳雄

検	印
省	略

発行者　服部秀夫

発行所　株式会社新興医学出版社
〒113-0033 東京都文京区本郷6-26-8
電話　(03) (3816) 2853
FAX　(03) (3816) 2895

印刷　株式会社春恒社　ISBN4-88002-421-X　郵便振替　00120-8-191625